だいわ文庫

勝者のゴールデンメンタル

「心が強くなる」35の習慣

飯山晄朗

大和書房

いま、戦っている全ての人へ。

はじめに

メンタルトレーニングで本来の力を120%引き出す

２０１８年２月に開催された平昌五輪スピードスケート最終種目のマススタート。今回から新種目として採用され、世界中が注目したこのレースでひと際小さな選手が最終コーナーで一気に抜き去り、この種目初の金メダルを獲得しました。

女子スピードスケートの髙木菜那《たかぎなな》選手です。

私は自宅で家族と一緒に観戦していましたが、ゴールした瞬間に家族全員が歓声をあげました。しばらく興奮は収まらず、友人や知り合いからの祝福のＬＩＮＥやメールがどんどん入ってきました。

このオリンピックで髙木菜那選手は、チームパシュートと併せて日本人女性初の１大会で金メダル２個を獲得しました。本当にメンタルコーチ冥利に尽きる活躍をしてくれました。

高木菜那選手をメンタルコーチとしてサポートすることになった時、二人で最初に決めた目標があります。

それは、**「世界一小さい私が、世界のトップになる！」**ということです。

これをしっかり実現してくれました。本当に素晴らしいアスリートです。

高木菜那選手が日本に帰国してから、金メダルも見せてもらい、２つの金メダルを首にかけてもらいました。この時の喜びは忘れません。

しかし実は高木菜那選手は、チームパシュートで１つ目の金メダルを獲得する前に、５０００ｍに出場し、最下位に終わってしまっています。

そのような状況からどのようにして偉業を成し遂げることができたのでしょうか。

５０００ｍのレース後に、高木菜那選手はこう語っています。

「今はへこんでいる場合ではない。自分のせいでメダルが取れないのはいやだし、気持ちを作り直したい」

この言葉を見事に体現しました。高木菜那選手に感情をコントロールする驚異的な力があったからこその偉業達成だったのだと思います。

そしてメンタルトレーニングとは、まさにこの、「感情をコントロールする」方法を学ぶことなのです。

なぜこの時代に「感情のコントロール」が必須なのか

２００８年9月にアメリカの投資銀行が経営破綻したことをきっかけに世界の金融危機が起きたいわゆる〝リーマンショック〟以降、〝お金の時代〟から〝心の時代〟に移行していくと言われ12年が経ちました。

その間、心の病が深刻化し、学校に行けない、会社に行けないという人が増え「パワハラ」「セクハラ」などといった、人に嫌な思いをさせる行為（ハラスメント）が社会問題になりました。２０１５年からは企業でのストレスチェックが義務付けられるようにまで進展しました。

そういった中でメンタルトレーニングは益々注目されているのです。

私たち人間は〝感情〟で動いています。簡単にいうと「好き」なのか「嫌い」なのか、「やりたい」のか「やりたくない」のか、という感情で、すべての行動を決めているといっても過言ではないでしょう。

感情のコントロールができるようになれば、自然と行動も変わります。

ですから、

・目標が実現できない
・やる気が出ない
・自分に自信が持てない
・大事な場面で力が発揮できない

という悩みは、感情のコントロールによって解決可能なのです。

感情のコントロールは、この時代において成果を残すためにかかせないスキルです。

そして感情をコントロールするための方法としてメンタルトレーニングがあります。

メンタルトレーニングは髙木菜那選手のようなトップアスリートに限らず、あらゆる人に取り入れて欲しい強力なメソッドです。

今注目の人工知能（ＡＩ）に心はありません。

しかし、私たち人間には心があります。そして心は鍛えることができます。

メンタルを鍛えれば鍛えるほど、心理的な限界を超えて、成長し続けることできるのです。

驚異的なパフォーマンスが出せる秘密

私は元々、中小企業診断士として多数の企業の経営全般をサポートしていました。

その時、どうすれば経営者がやる気になって社員と一丸となって仕事に取り組めるようになるかを考えていた時にコーチングと出会いました。今から15年前のことです。

コーチングでコミュニケーションのスキルを学び実践するとやっぱりある程度の効果が表れました。しかし、一方で言葉のやり取りだけでの限界も感じていました。もっと内面に入っていかないと行動変容を起こせないと思い、どのように「心にアプローチ」すれば、人は望む結果に向けて行動を起こすようになるのか、人生を楽しめるようになるのかを考えていました。

そして12年前に、ＳＢＴ（スーパーブレイントレーニング®）というものに出会いました。現在はＳＢＴのマスターコーチとして、メンタルトレーニングの分野にかかわっています。

ＳＢＴとは、大脳生理学、心理学を用いて、無意識のうちにマイナスのイメージ、感情、思考になっている人間の脳をプラスにコントロールし、最大限に潜在能力を開発させるという画期的な脳力のトレーニング法です。

誰がやっても潜在意識を肯定的に変えることができ、能力を最大限発揮させることができるのが特徴です。

通常のメンタルトレーニングと違う点は、伸ばせる能力が違うということです。

人間には2つの基本的な能力があります。それが、**【発揮能力】**と**【保有能力】**です。通常、メンタルトレーニングと言っているのは、様々な心理的テクニックを用いて、本番で本来の力を発揮しやすくするための方法です。

この「実際に本番で発揮できる力」を「発揮能力」と呼んでいます。

実は、メンタルトレーニングで効果を発揮するのは、元々素質があったり、能力が高い人が、持っている能力が引き出された結果です。

また、メンタルトレーニングで目標を設定して、目標を達成したイメージをするだけでは、モチベーションは十分に上がりませんし、燃え尽き（バーンアウト）の克服が難しいといった問題があります。ですから、通常のメンタルトレーニングの心理的な手法だけでは内面まで変えることが難しいのです。

そこで、脳の領域まで踏み込んで、日常から脳を最高の状態にして潜在能力を発揮させる。今持っている能力をさらに引き上げようというのが、ブレイントレーニングです。実力を底上げする力。これを「保有能力」と呼んでいます。

例えば、ある人の保有能力が100、発揮能力が50だったとしましょう。これではつまり、本番では、本来の能力の5割しか発揮できない状態ということですね。

この時、発揮能力を50から60、70……と向上させていくのがメンタルトレーニングです。ただし、向上させるのは、あくまで発揮能力ですから100までが限界となります。

一方、保有能力を100から110、120……と限界値を向上させていくのがブレイントレーニングです。つまり、本来の力を超えて引き出すことも可能なのです。

飯山が、メンタルサポートを行う際は、このSBT（スーパーブレイントレーニング）のノウハウとコーチングのスキルを駆使します。

ですから単なるメンタルトレーニングだけでは考えられないような、驚異的な成果をあげることが出来るのです。

各分野のエリートたちも実践する最強メソッドを手に入れよ

すべては脳で行われています。詳しくは本書で解説していきますが、脳の仕組みと機能を理解し、脳の使い方を知って実践すれば「感情はコントロールできる」ということがわかりました。このメソッドにより、様々な成果がでています。

私のスポーツ分野の実績としては、石川県勢24年ぶり甲子園決勝進出、女子テニスのジャパンオープンで史上初シングルス・ダブルス優勝、リオデジャネイロ五輪で銅メダル、平昌五輪で金メダルなど嬉しい結果が出ています。

スポーツ以外では、中学校の吹奏楽部が初の全国大会で金賞を受賞する。保護者の関わり方が変わって中学生が勉強に目覚め、受かるはずのなかった難関高校の特進クラスに合格する。中学生の子どもが「夢がない」と言っていると嘆いていた親が、関わり方を変えると「夢が3つもできた」と言ってきた、と喜びの声も多数いただいています。

もちろん企業で売上がグンと上がった、社員がやる気を出して主体的に行動するようになったといった話も数えきれないほどいただいています。

そうして今までにメンタルトレーニングについてお話をさせていただいた人数は合計で1万8千人を超えています。メンタル強化の輪が確実に広がっており、本当に有り難いと思います。

本書は、主にスポーツ分野を事例にしながら、どうすれば〝豆腐のメンタル〟から脱却して〝ゴールデンメンタル〟をつくれるかを指南した内容になっています。

一流経営者から五輪メダリストまで、私がメンタルサポートする際にお伝えしてきた、メンタル強化メソッドをあますことなくご紹介します。

最初から順に読み進める必要はなく、どこからでも読んでいただいてもかまいません。今の自分に必要だと思う箇所を読んで、メンタル強化を実践してみてください。

本書を活用されて、一人でも多くの方が自分の望む結果を実現できるように、そして一人ひとりが仕事を楽しみ、人生そのものを楽しめるようになり、笑顔あふれる世の中になることを願っております。

勝者のゴールデンメンタル
CONTENTS

第1章

Golden Mental

決めると風が吹く

「決める」と脳は、
それをどう実現するか考えるようになる

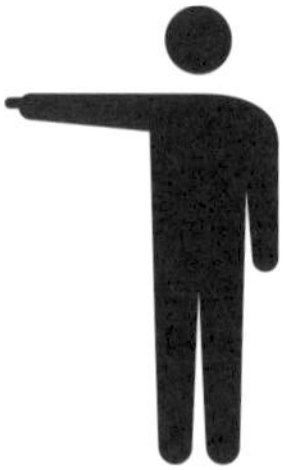

第2章

Golden Mental

成功できないのは君が成功できると思えていないからだ

できると「思える」か「思えない」かの大きな差

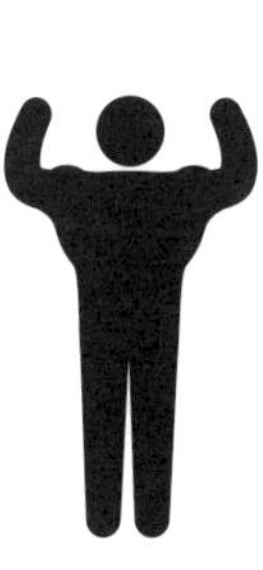

第3章

Golden Mental

やるやるサギとさよなら

言葉や動作で脳をだまして〝やる人〟になれ

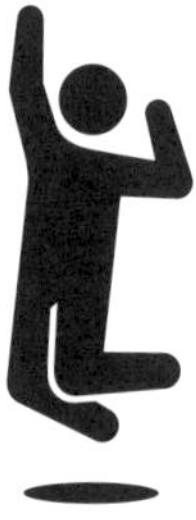

第4章

Golden Mental

本番に強い心をつくる

心を整えて
勝負所で120%の力を引き出せ

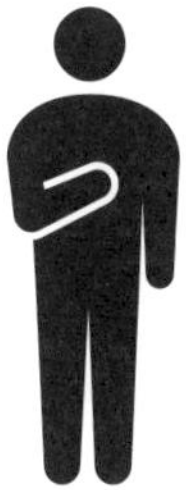

第5章

Golden Mental

成功をつかむゴールデン・メンタル習慣

真のプラス思考になるためには「小さな習慣」の繰り返しが必要である

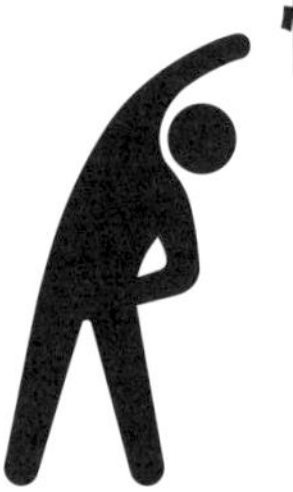

第6章

Golden Mental

心理的限界を超越する

AIと人間の違いは「心」の有無だ

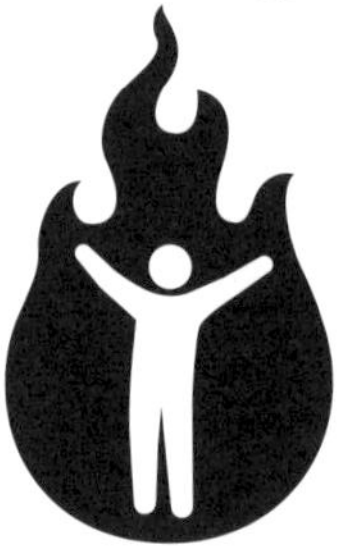

第7章

Golden Mental

無駄なストレスを消し去る

シンプルだけど重要なストレスに強くなる秘訣

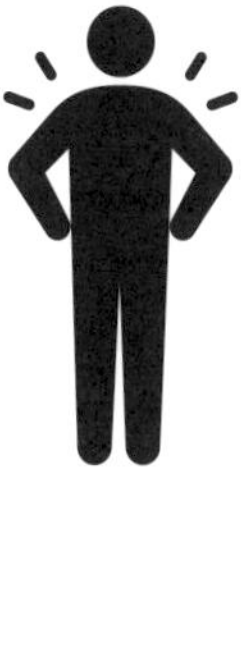

第8章

Golden Mental

今いる場所で結果を出せ

人のせい、環境のせいばかりでは成長できない
「他責」から脱却せよ

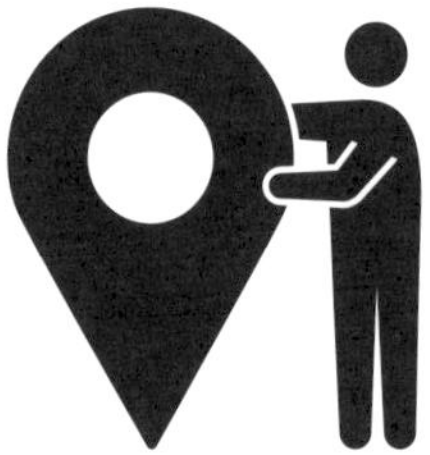

第9章

Golden Mental

「最初にやる人」が最強

成功への架け橋はかかっている
渡るかどうかは君次第

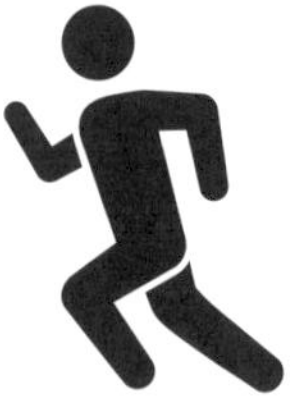

決めると風が吹く

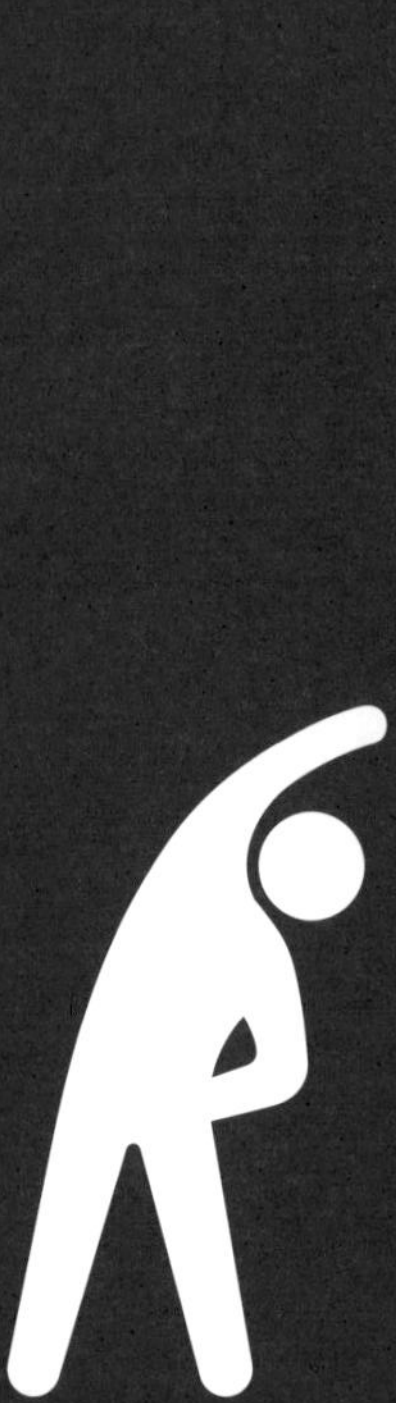

第1章

「決める」と脳は、それをどう実現するか考えるようになる
行き先を決めずに動くのは時間・お金・労力の浪費だ

Golden Mental

01

ゴールをひと言で言い表せ

抽象的な目標は無意味である

「もっと収入がほしい」

「もっと○○がうまくなりたい」など。

あなたもきっとこんなふうに思ったことがあるでしょう。

理想的な生活や豊かさ、仕事など、欲しいものを手に入れるためには、〝得たいものを決める〟必要があります。

実は、これが唯一欲しいものが得られる方法です。

決めると、私たちの脳は、どうやって実現するかを考えるようになります。

行き先を決めずに動くのは、時間とお金、労力（エネルギー）を浪費するだけです。

ただし、漠然とした期待や願望は実現されないことが多いのです。

なぜかというと、**人間の脳は、具体的かつ鮮明でありありとしたイメージがインプットされたときに、実現に向かって全力で動き出すようになっているからです。**

仕事で考えるとわかりやすいですね。

「売上をあげよう」

「良い会社をつくろう」

といった抽象的なスローガンをいくら掲げても、そのとおりにはならないものです。具体的に目指すところが見えないので、能力を発揮しようがないのです。

人生でもビジネスにおいても、成功に至るプロセスの中で必要なことがあります。

それは、

目指す目標を設定し、逆算してなすべき事をなすこと。

そして、その目標がどの位置にあるかということが重要になります。

ここでいう目標とは、チェックポイントの目標ではなく、ここまで到達したいという目標、ある意味「ゴール」と表現したほうがいいですね。

当面のゴールをどこに設定しているか、です。

山で例えるとわかりやすいかもしれません。

登山をする場合、どの山の山頂を目指すのかを決めてから準備に入りますよね。もちろん数百メートルの山を登るのと、富士山に登るのとでは準備や心構えが違ってきます。

どの山頂を目指すのかを決めて、そのために必要な準備をする。

よくそこに山があるから登る。ということを聞きますが、正確には山があるからではなく山頂があるからですよね。山頂の見えない山を登る人は誰もいないですよね。

つまり**ゴールが見えないと、そこに向かおうというモチベーションが働かないのです。**

高木菜那選手の「目指す姿」とは

ゴールに到達した自分の姿をイメージできる表現があるといいですね。

私がメンタルコーチとしてサポートしている選手で、平昌五輪スピードスケートで日本女子初の金メダル2個を獲得した高木菜那選手がいます。

メンタルコーチとして関わるきっかけは、当時メンタルコーチとして関わっていた、リオデジャネイロ五輪の競泳・男子800mリレーで52年ぶりの銅メダルを獲得した小堀勇氣《こぼりゆうき》選手からの紹介でした。

彼女と初めてビデオ電話で話をしたときの印象は、とても可愛らしくて、アスリートというよりはアイドルのような雰囲気でした。

しかし、何度も話しているうちに芯の強い、負けん気の強い選手だなぁと。

彼女の身長は155cmです。

日本人選手としても一番小さいです。

ということは世界で一番小さいスピードスケート選手になるのです。

180cm近くあるような海外の選手が金メダルを獲得する。

そんなことは当たり前ですよね。

でも、もし155cmの選手が金メダルを獲得したら……

ここにワクワク感があるのです。

そして彼女と設定したゴールが、

「世界一小さい私が、世界のトップになる！」でした。

目指す姿が明確になった瞬間です。

「日本で一番勇気を与える最強のメンタルコーチ」

これが飯山の将来の姿を表現したものになります。

このように、自分の将来像をひと言で表現できるといいですね。

企業などの社員教育を行う際も、社員一人ひとりに目指す姿を表現してもらいます。

そのとき具体的なイメージがわくよう社内で何のNo.1を目指すかを考えてもらいます。

「プレゼン回数No.1を目指します！」

「企画立案No.1を目指します！」

こうやって表現すると、そこに向かって意識して行動するようになります。

目指す姿に向かって創意工夫するようになると、毎日の仕事も楽しくなっていくでしょう。

Let's try it!

ゴールに到達した姿を想像できれば脳は実現へと向かいます。

あなたの目指す姿をひと言で表してみよう。


私の目指す姿は（　　　　　　　　　　　　）です！

Golden Mental

02

「誰かのために」が粘り強さを生む

そのゴールは好きな人を笑顔にできるか

平昌五輪女子団体パシュートで初の金メダル、そして新種目のマススタートで初代女王となった高木菜那選手。日本人選手として2つの金メダル獲得は20年ぶり、女子として夏冬五輪通じて初めての快挙を成し遂げました。

高木菜那選手といえば〝負けん気が強い〟と言われることが多いですね。でもこれはアスリートであれば当たり前のこと。ただ、負けん気が強いだけではそこそこの選手にしかなれません。

「金メダルをとる」という目標に加えて「なぜ金メダルをとりたいのか？」という目的が必要なんですね。これが日々の努力の源になるからです。

この目的が「自分が金メダルを取りたいから」だけだと高い期待は持てません。自分のために、自分の喜びだけを考えて目標を実現しようとしても、あることが起きて実現性は低くなってしまいます。

それは、**「逆境や壁にぶつかると、自己防衛本能が働いて諦めてしまう」**ということとです。

逆境や壁にぶつかると、「こんなはずじゃない」「これは何かの間違いだ」と拒絶する。そうすると「やっぱり無理だ」「自分にはできない」とそのことから逃避しようとします。そして脳は諦めることを覚えこんでいき、「まぁいいか」「仕方ないね」と燃え尽きやすい脳ができてしまいます。

そしてもう一つ。

実現しても**「満足して燃え尽きてしまう」**ということがあります。

目標を達成して「やったー!」「できた!」と喜ぶことは良いのですが、「これで大丈夫だ」「ここまででいいだろう」と脳が満足してしまうとそれ以上努力すること、行動しようとする意欲が失われてしまいます。

スポーツでも全国大会出場を決めた瞬間に喜びすぎて満足してしまうと、全国大会で勝てないという状態になるのです。

一方で、いつまで経っても諦めない、いつまで経っても満足せずに成長し続ける人がいます。

それは、**「喜ばせたい人」**がいる人です。

自分のためであれば諦めやすくても、喜ばせてあげたい、幸せにしたいという人がいたら、なんとしても喜ばせようとして諦められなくなります。

少しの達成では満足せずに、もっとやろう！　と燃え尽きずに行動し続けることができるのです。

このように、自分以外の人を喜ばせることを**「他喜《たき》」**と表現しています。

そして、この「他喜」を力にできるようになると、逆境や壁を乗り越える力になっていきます。

目的には「他喜」を含める

髙木菜那選手は平昌五輪開幕前に放送された日本テレビ「POWERフレーズ」の中で、飯山が伝えた言葉が自分のPOWERフレーズになっていると話してくれました。

次の言葉は、同番組のウェブサイトに記載されている髙木菜那選手が語った内容です。

メンタルコーチの飯山晄朗さんがかけたこの言葉で、誰かに勝ちたいという気持ちよりも、自分の頑張りを見せて〝誰かを笑顔にさせたい〟という気持ちのほうが力になると教わりました。その後、原動力となっているのは「両親の笑顔」。ピョンチャン五輪で金メダルをとり、家族で最高の笑顔を目指します。

——日本テレビ「POWERフレーズ」より

そのときに飯山が高木菜那選手に伝えたのは、

「誰かのために滑ることが、最後の力になる」

という言葉です。

「自分が勝ちたいから」「自分が金メダルを獲りたいから」これでは燃え尽きやすい脳をつくってしまいます。

ですから「姉妹で金メダルをとって両親を笑顔にしたい」という、姉としてこの気持ちをしっかりつくることを伝えました。

喜ばせたい人、笑顔にしたい人を明確にしましょう！

そして、なぜその人を喜ばせたいのかを考えてみましょう！

Let's try it!

笑顔にしたい人は誰ですか？
それはなぜでしょうか？
これら2つを明確にすると「最後まで諦めない力」になります。

Golden Mental

03

何を捨てるか決めよ！

すべては優先順位だ

平昌五輪フィギュアスケートで66年ぶりの金メダル連覇を果たした羽生結弦《はにゅうゆづる》選手。

偉業を成し遂げた羽生選手が、松岡修造《まつおかしゅうぞう》氏のインタビューで答えた内容が心に響きました。

「やっと自分の人生に誇りを持てる肩書ができたなと思っている」

実は、飯山もこんなことをいつも考えています。

どんな肩書をつけられるか。

ここでの肩書の意味は「実績」です。

飯山は、サポートする人ですから、サポートした人がどうなったかが実績になります。ビジネスの分野では、色々と成功事例はありますが、やっぱりスポーツ競技の方がわかりやすいので、スポーツ競技にも積極的に関わっています。

実際に、

・平昌五輪で女子史上初の2個の金メダルを獲得！
・リオデジャネイロ五輪で52年ぶりの銅メダル獲得！
・0－8から9回に9点をとって歴史的大逆転で甲子園を決めた！
・女子テニスのジャパンオープンで史上初シングルス・ダブルス優勝！
・24年ぶりに甲子園決勝進出！

などの実績ができました。

ただ、このように高校野球の甲子園での活躍をサポートをする、五輪メダリストのサポートをする、そして著書を出版するという、これらの目標に対して同時に取り組むということではありません。

それではどれも実現できなかったでしょう。大事なのは優先順位です。

そして、羽生選手のこの言葉です。

「いろいろな幸せを捨ててきたからこそ、幸せの結晶を求めてきたからこそ、今幸せって言える」

何かを得るためには、何かを捨てる必要がある。金メダルのために、そのためだけにやってきたということ。

人生でもビジネスにおいても、成功に至るプロセスの中で必要なことがあります。成果を得たいと思えば、次の3つが必要です。

1．結果にフォーカスする（望む結果を明らかにする）
2．目的をエネルギー化する（成果が出たらどうなるのか考える）
3．即座に行動を起こす（習慣化させる）

特に行動を起こす際に大事なことは、望む結果に向けたプロセスの中で、「必要のないことは捨てる」ということです。

捨てるとは、完全に捨て去るという意味ではなく、一旦横において置くという意味です。

すべては優先順位だからです。

肝心なのは「選択と集中」

私たちの脳は、2つ以上のことに集中することができません。

さらに、2つ以上のことに感情移入することも非常に難しいんですね。だから、取り組みを1つに絞ることが重要になります。

1つに絞ることで、実現しているイメージと、そのときの達成感などの感情も明確にすることができます。こんな話をすると、「1つに絞ることが難しい」という方がいますが、すべては優先順位です。

まずは、〇〇を。

〇〇ができたら（実現したら）次は△△を。

そして、△△ができたら（実現したら）☆☆を。

という具合に、優先順位を決めて、順番に実現していくのです。

物事を成し遂げるためには、「選択と集中」することが必要です。

時間や労力、お金など、リソース（資源）は限られています。

あれもこれもと言っていたら、時間、お金、労力といった大切な資源が分散してしまい、結局何も実現できないということにもなりかねません。

まずこれ、と決めてそこに時間とお金と労力を集中させる。

その目標が実現したら、次の目標へ。

このように選択して集中して取り組むから、実現しやすくなるんですね。

まずはこれ、その次はこれ、というふうに優先順位を決めて臨んでいきましょう！

Let's try it!

望む結果を実現するためには、捨てることを決めましょう。そして優先順位の高いものから1つずつ実行することが大事です。

成功できないのは
君が成功できると
思えていない
からだ

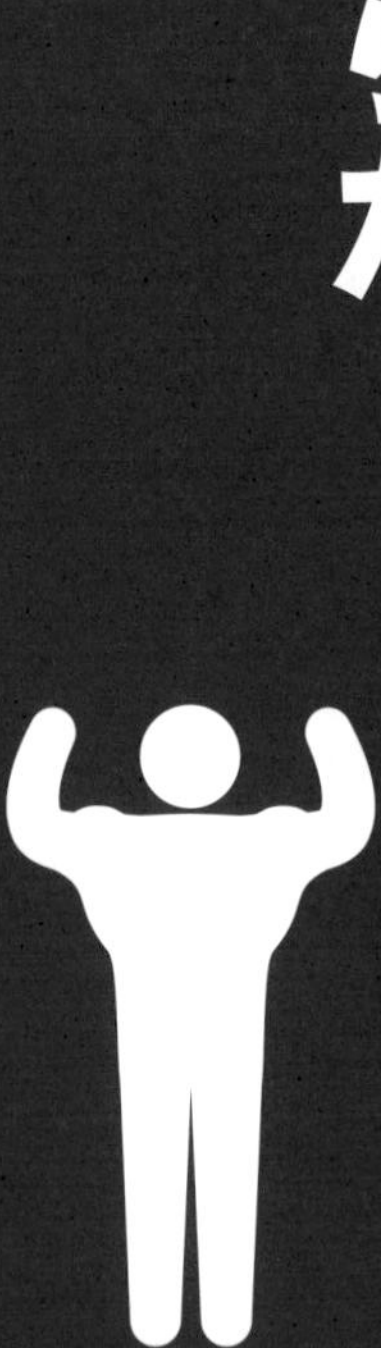

第2章

できると「思える」か「思えない」かの大きな差

Golden Mental

04

自信とは根拠のない錯覚だ

「勝ちたい」と「勝てる」の大きすぎる差

メンタルコーチとして関わっている星稜高校野球部で、8年前に最初のメンタル講習を行ったときに、選手たちにこんな質問をしてみました。

「俺は必ずプロ野球選手になれると思っている人は？」

すると、当時1年生の岩下大輝《いわしただいき》選手がスッと手を挙げました。

結局、部員が約70名いる中で、手を挙げたのは岩下選手だけでした。

そしてその翌年、2年生エースとして6年ぶりの甲子園に導きました。さらに3年生のときには甲子園をかけた県大会決勝で9回裏0－8と負けている状態から一挙9点をとり、歴史的大逆転で甲子園へ。このとき自らのバットでも9回裏に場外へ消える2ランホームランを放ちます。甲子園でもベスト16の原動力になりました。そして、千葉ロッテマリーンズにドラフト3位で指名されました。

実は、この**〝心の反応〟がすべて**だと言っても過言ではないでしょう。

「勝ちたい」と「勝てる」
「できたらいい」と「できる」
これは言葉以上の差があります。

「できればやりたいと思っています」「できるように努力したいと思います」

スポーツのメンタル教育の現場でも、企業の社員教育の現場でも、目標や取り組みに対して、このような表現で決意表明しているところがあります。

自分で言ってみたらわかるのですが、この表現では目標達成は難しいでしょう。

「できれば」という裏には「条件が整ったら……」「努力する」という裏には「努力はするが……」それぞれ結果が出なかった時の〝言い訳〟になります。

最初から言い訳を考えているようでは成長の機会を取り逃がしているようなもの。思えば叶う。思考が実現する。などと昔から言われている通り、**夢や目標を実現させたければ、「実現できる」と言い切る形で思えばいいんです。**

世間一般の常識では「思うだけで望んでいることが実現するんだったら苦労しないよ」となっているわけです。

しかし、脳の仕組みがわかると、これは〝ウソ〟だということがわかります。

学年最下位の生徒が、東大に合格するのは簡単。
地区大会最下位のチームが、全国優勝するのは簡単。
営業成績ビリの社員が、全国トップの成績になることは簡単。
なんですね。

ではなぜ実現できないのかというと、
「東大に合格できる」と思うことが難しい。
「全国優勝できる」と思うことが難しい。
「全国トップになれる」と思うことが難しい。
からなのです。

つまり、〝できない〟のではなくて〝思えない〟だけ。
「実現する」と思えないのは、過去の「できない」を脳が覚え込んでしまっているせいなのです。

過去のできなかったこと、うまくやれなかったことの感情や言葉、表情なども含めて脳は記憶しているため、同じような場面になると、言葉などをフックに過去の記憶から引き出してきてしまいます。私たちは、こうして無意識のうちに否定的な思いを何度も繰り返しているんですね。

いつの間にか「自分にはできない」「うまくいかないかもしれない」と〝思い込んでしまう〟わけです。

だから、自分を変えたければ、この思い込みを捨てればいいだけです。

つまり、思い込みを捨てて、自信を持てばいいのです。

そうは言っても、そのように自信が持てないときはどうしたらいいのでしょうか。

自信を取り戻す方法

実は、自信というのは〝根拠のない錯覚〟なんです。

「できると思えている」ということです。実際に、できるかどうかは関係ありません。結果はやってみないとわかりませんから。だから、「根拠のない自信こそが大事だ」と言っています。

〝できるかできないか〟を聞いているわけではありません。

〝できると思っているのかできないと思っているのか〟を聞いているんです。

「できる」と思えるために、私がお勧めしているのは、**「自分との約束を守る」**ということです。毎日メルマガやブログを書いていますが、「毎日書く」と自分と約束したわけです。そして、毎日自分との約束を守っているわけですね。だから「できる」という自信につながっているのです。

これまで「できる」ということを繰り返してきた人は「できる」人間になっています。逆に「できない」を繰り返してきた人は、「できない」人間になっているはずです。

自信がなければ、小さな自分との約束を守り続け、自信をつくりだせばいいのです。そのために行動しましょう。

Let's try it!

「～したい」ではなく「～する」と言い切るクセをつけよう。その自信をつけるために自分との約束を守るようにしよう。

Golden Mental

05

欠点は プラスになる

欠点やコンプレックスを生かす秘訣

「周りの選手が気になってしまい、緊張して力が入ってしまう」このように話していたのは、私がメンタルコーチを務める競泳の小堀勇氣選手です。

リオデジャネイロ五輪、８００ｍリレー決勝で自己新記録の泳ぎを見せて、同種目52年ぶりの銅メダルに大きく貢献しました。しかし、オリンピック出場を決める日本選手権の前までは、大会で緊張して力んでしまうことが多く力を出しきれない状態が続いていました。

ポイントは〝周りの選手が気になってしまう〟という点です。周りの選手を気にしてしまうことで緊張して力んでしまうということです。

そこで「周りの選手が気になる」というマイナス面を「だからこそ」という言葉を入れてプラスの側面を見つけてみました。

「周りの選手が気になってしまう。〝だからこそ〟落ち着いて周りが見えている」。つまり「周りが気になる」というマイナス面のプラスの側面を見つけることができたわけです。「そうですね。落ち着いて周りが見えているということですね」と小堀選手は笑顔で答えてくれました。

実は、**大きな成果を残せる人というのは、自分の欠点やコンプレックスだと感じていることをプラスに転換できる人なのです。**

失敗やミスが続くと、自分の欠点ばかりに意識が向き、自信が失われることがあります。しかし、先の例のように視点をマイナス面からプラス面に変えることによって、物事のプラスの側面に気づき、自信へとつながります。

マイナス面をプラスに転換する

そのためには、まずマイナス面を一旦受け入れるということから始めます。**マイナス面を一旦受け入れて、それから「だからこそ」という言葉をつなげてマイナス面のプラスの側面を見つけます。**

例えば、「野球の選手としては小柄だ」ということに悩んでいる場合は、「だからこそ、俊敏さでアピールできる」

「いつも自分がどう思われているか気になって仕方がない」という場合には、

「だからこそ、場の空気を的確に読むことができるんだ」

「うちは中小企業だからな」と諦めているような場合には、

「だからこそ、様々な仕事を任せてもらえ、能力も身に付くよな」

「髪の毛が薄いから……」と卑下するような場合には、

「だからこそ、若造に見られず、信頼されやすい」(笑)

といった感じです。このように、一見マイナスだと思うことでも、そのマイナス面のプラスの側面を見つけることでプラス思考で臨むことができるようになるのです。

「だからこそ」という言葉をいれて、マイナスの面のプラスの側面を見つける。そうしてマイナスの状況でもプラス思考で打開していきましょう！

Let's try it!

自分のマイナス面を書き出した後「だからこそ○○だ」とプラスの側面を書き加えていこう。

マイナスの状況もプラス思考に転換できます。

Golden Mental

06

「過去の自分」に力をもらえ

スランプは過去の自分で打破せよ

仕事で結果が出なかったとき。
試合に負けてしまったとき。
試験に落ちてしまったとき。
このようなときに、どのような脳の反応をしているでしょうか。

「またダメだった……」
「俺達は弱いんだ……」
「頭が悪くて……」

こんな反応を繰り返すと潜在意識に記憶され、また同じような状況になったときに、以前失敗した場面を思い起こして脳が否定的になりマイナス思考に陥ってしまいます。

第一線で活躍しているスポーツ選手でも、なかなか記録が出ない（結果が出ない）状態が続くと自信を失ってしまい、毎日ネガティブな思いに支配されてしまうことがあります。

自己肯定感を高めることが大事

自信を失っている状態では、何をしてもうまくいきませんよね。

ですからなんとかして自信をつけたいものです。

そのときに重要なことが**「自己肯定感」**です。

自己肯定感とは、自分自身を肯定的に感じている、つまり「自分にはいいところがある」とか「自分が好き」という感情です。

自己肯定感が高いと自信、つまり自己信頼につながります。

しかし、自分に対して否定的な思いがある場合は、どうしても現状の否定的な面ばかり見てしまい、自分の肯定的な姿を思い描くことができなくなっています。

特に将来のイメージのような未経験のことは描きにくいですからね。

そこで、**脳は未経験のことよりも、すでに経験したことのほうを強くイメージできるという特徴を利用して未来のことではなく過去のことをイメージしてみます。**

過去の自分がコーチの役割をしてくれるのです。

過去の自分と対話する

具体的に言いますと、自分で経験したことはより鮮明にイメージできるので、過去の自分を振り返ってみて、どうだったのかをイメージングしていきます。

①「過去」ワクワクした出来事を書き出す

まずは、ささいなことでもいいので、過去の「自信があった」「何かに夢中になっていた」ことを思い出します。その調子の良かったときの状況、自分が感じていたことを考えて書き出したり、話したりしていきます。このとき、特にワクワクしていた感情を思い起こすようにします。

②今の自分とどこが違うのか考える

そして次に、その調子の良かった自分と今の自分はどこが違うのかを考えます。
「過去の自分は臆せず前に進んでいたのに、今は何をするにしても踏み出すことを躊躇している」「過去の自分はいつも元気で大きな声を出していたのに、今は声が出ていない」などといった感じです。

③過去の自分は何と言葉をかけてくれるか考える

そして、もし過去の自分が今の自分に会ったとして、どのような言葉をかけてくれるかを考えてみます。「お前ならできる！」「とにかく進め！」「そのままでいいよ」など様々な言葉が浮かんでくると思います。

このように、現状のマイナス面にばかり視点が行ってる場合は、何に対してでも自信が持てない状態になってしまいます。

そうなると将来のうまくいっている自分を思い描くことができなくなり、前に進む推進力が失われてしまいます。

そんなときは無理に進むことをせず、一旦立ち止まって過去輝いていた自分を思い起こしてみましょう！　気持ちが楽になり、自己肯定感が高まってくるはずです。

Let's try it!

過去に少しでも良かった時、何かに夢中になっていた時の自分を思い出して、自己肯定感を高めていこう。

やるやるサギと さよなら

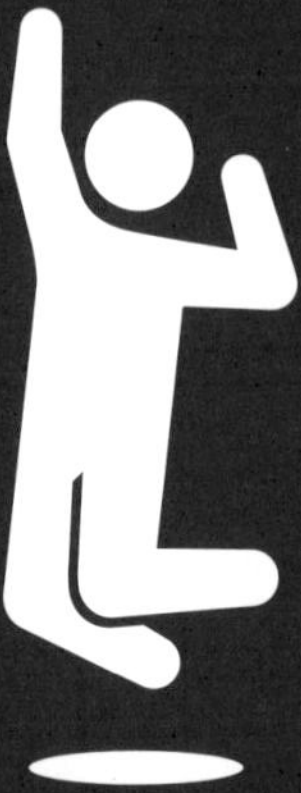

第 3 章

言葉や動作で脳をだまして〝やる人〟になれ

Golden Mental

07

脳にNOと言わせるな

なぜやる気が出ないのか

「やらなきゃと思っているんですが、なかなか行動に移せないんですよ」

こんな相談をよく受けます。

例えば、ダイエットで考えてみましょう。

体重を5kg減らそうと目標を立て、筋力トレーニングをしようと決意したとします。しかし、多くの場合3ヶ月くらいするとジムに足が向かなくなっていたりします。結局、目標の体重にはなかなか近づかず、そこであきらめてしまう。

実は、**ダイエットが成功している人というのは、トレーニングしていること自体を楽しんでいます**。ですから目標に到達してもそのまま続けている方も多いです。

私自身も7年前に人生初のダイエットを試みました。その結果、2ヶ月で目標の10kgのダイエットを実現しました。

なぜ、短期間で実現できたのかというと、やはりダイエットのための取り組みが楽しいと感じていたからです。だから7年過ぎた今でもリバウンドなくほぼ体重を維持しています。

やる気を司る脳の仕組み

このように、ある事柄に対して「楽しい」と感じ、やる気になって集中できる人と、一方で、全くやる気にならず、すぐにあきらめてしまう人がいます。

この違いをもたらすものは一体何なのでしょうか。

それは脳の中心にある「扁桃核《へんとうかく》」という1・5cm程の脳細胞が司っています。

扁桃核は感情の「快」「不快」を判断する箇所です。

例えば、「目標」に対して扁桃核が不快と判断すれば、「面倒だ」「どうせ無理」といった答えが出力され目標に向かう行動ができないという状態になります。

「ピンチ」に対して扁桃核が不快と判断すれば、「やばい」「どうしよう」といった答えが出力され萎縮してしまいます。

「仕事・練習」に対して扁桃核が不快と判断すれば、「つらい」「つまらない」といった答えが出力され積極的に行動することができなくなります。

「上司・監督」に対して扁桃核が不快と判断すれば、「嫌い」「やってられない」といった答えが出力され上司や監督の責任にしようとします。

逆に、これらすべてのことに対して扁桃核が快と判断した場合はどうなるでしょうか。

「目標」に対して扁桃核が快と判断すれば、「面白そう」「やってやろう」といった答えが出力され目標に向かって行動するようになります。

「ピンチ」に対して扁桃核が快と判断すれば、「チャンスだ」「これで成長できる」といった答えが出力され良い緊張状態で行動できます。

「仕事・練習」に対して扁桃核が快と判断すれば、「楽しい」「ワクワクする」といった答えが出力され積極的に取り組むことができます。

「上司・監督」に対して扁桃核が快と判断すれば、「大好き」「ありがたい」といった答えが出力されすべては自分の責任だと思えるようになります。

毎日が楽しくてワクワクしていますか？
夢や目標の達成が楽しくてワクワクしていますか？
自信にあふれワクワクしていますか？
誰かを喜ばせたくてワクワクしていますか？
自分以外の人や置かれている環境にワクワクしていますか？
苦しいことがあってもワクワクできますか？

もし、すべて「ＹＥＳ（快）」と即答できれば、すでに成功する脳を持っていらっしゃいますので、そのまま突き進んでいただければ大丈夫です。

ただ、**もし一つでも素直に「ＹＥＳ（快）」と即答できないことがあれば、それは脳の条件付けを変える必要があることを意味しています。**

実は、物事に対して脳は過去の記憶データを検索して、記憶データを基に扁桃核が「快」「不快」を判断しているのです。

扁桃核が「快」と判断すると、プラス感情になり、大脳新皮質（右脳、左脳）もプラス思考になり、脳幹からプラスのホルモンが全身に発射されます。

逆に扁桃核が「不快」になれば、マイナス感情となり、大脳新皮質もマイナス思考になり、脳幹からマイナスのホルモンが全身に発射されます。

近年「脳をだます」という言葉を見かけるようになりました。

それは、扁桃核の反応を変えるということなのです。

扁桃核の反応を「快」にできていれば「やる気」は勝手に出てきます。扁桃核の反応をコントロールする秘訣は次の項目からお伝えしていきます。

Let's try it!

「目標」「仕事」「上司」という言葉に対してポジティブな言葉は出てきますか？

「YES」と言えない場合は扁桃核を「快」にする行動が必要です。

Golden Mental

08

言葉で心はコントロールできる

羽生結弦選手の強さの秘訣

平昌五輪フィギュアスケートで66年ぶりに金メダル連覇を果たした羽生結弦選手。大怪我からの劇的な復活劇を支えたメンタル力はどこから生まれているのでしょうか。その一端を羽生選手のインタビューの受け答えや演技でも見て取れます。

インタビューでは、強気の言葉を発し続けます。

「圧倒的に勝つ」「絶対に勝ってやる」「前人未到の目標を成し遂げる」

このような言葉によって自分を鼓舞しているんですね。

私たちはよくプラス思考になろうと思って、プラスに思おうとするのですが、なかなかプラス思考になれないということがあります。

実は、脳の仕組みからすると、プラスに思っているだけでは、プラス思考にはなれないのです。

脳は「思い」といった入力よりも、「言葉・動作」といった出力を信用するという特徴があるのです。

プラス思考をつくる際にはこのことを利用すればいいのです。

つまり、まずは、**プラスの言葉を口に出すことで脳をプラスにしていくのです。**

プラスの言葉で力が勝手に湧いてくる

言葉を発すると言語中枢のある左脳から脳梁《のうりょう》を通り、右脳でイメージを発生させます。そして、右脳から扁桃核に情報が伝達され、右脳で生じたイメージに応じて快・不快の感情を引き出してくるのです。

そのため、**「圧倒的に勝つ」とプラス言葉を口にすると、過去のその言葉を発していたときの記憶データを検索し、その時のプラスのイメージ・感情を瞬時に引き出してきます。**

そして、反射脳の脳幹がプラスホルモンを分泌することにより、力が湧いてくるなど、身体的にも影響を及ぼすのです。

動作で瞬時に感情コントロール

次に**動作、態度、表情**です。

「66年ぶりの金メダル連覇を成し遂げた羽生結弦だ」と、すでに金メダル連覇を果たした自分をつくっています。堂々とした態度と表情で風格をつくっていました。

脳は、過去にこの感情のときにはこの動作、表情をしているということを記憶していますから、その動作や態度、表情をすることで、その時の感情を引き出してくるのです。

だから**笑顔は感情コントロールに使いやすい**と言えます。「楽しい」「嬉しい」「最高だ」といったときに笑顔をつくっていますので、笑顔になるだけでこれらの感情を引き出してくることができるからです。

また、演技に入る時にしっかりやっているルーティンもありましたね。胴体の周りを右手でスクエアに囲むような動作をしてから、頭の上で手を合わせてそのまま胸の前で祈りのような動作をします。

こうして心を整えて集中状態をつくっているんですね。

行動が変わるから心が変わる

私たちは、自分でコントロールできないことに対して、動揺してマイナス思考に陥ることがあります。コントロールできないものとしては、取り巻く環境や自分以外の人などがあります。

不慣れな環境で試合をする、プレゼンをするといったときに、不安感から動揺してマイナス思考になってしまう。

他人から非難されたり、厳しく叱咤されると、怒りや気落ちなどから動揺してしまいマイナス思考になってしまう。

ここでおわかりの通り、環境がどうこう、相手がどうこうということではなく、それに対してどのような心の状態になっているかで、思考が変わり、行動が変わるということです。

「だめだ、プラス思考で考えよう」と思考を変えようと思っても、心の状態がどうなっているかで思考が決まりますから、思考をコントロールしようと思ってもうまくいきません。そう、自分の思考もコントロールできないものの中に入っているのです。

このようにコントロールできないものをコントロールしようとしてもうまくいきません。

心が変わるから行動が変わるのではなく、行動が変わるから心が変わります。

コントロールできる言葉・動作・表情を使って心の状態を整えていきましょう！

Let's try it!

プラスの言葉や笑顔を取り入れて、心をプラスにコントロールしていこう。

Golden Mental

09

最高のパワーワードを口にせよ

「肯定的な言葉」は口に出すだけで効果がある

平昌五輪スピードスケート金メダリストの小《こ》平《だいら》奈《な》緒《お》選手は、高校時代に壁にぶつかり記録が伸びない時の作文に「頑張れという言葉に疲れて、スケートの楽しさを忘れてしまうくらい辛くて、自信が持てない自分が嫌になった」と書いていたと言います。

そんな時、コーチから送られた「顔晴（がんばれ）」という言葉で前向きになれたといいます。「本当の頑張れは、顔が晴れること。辛くても笑顔を忘れてはいけない」という意味が込められているのだと。

この「顔晴ろう」という言葉は飯山もよく使う言葉です。

これまでもサポートしている選手や部活動では「がんばる」ときは「笑顔でやろう」と。辛い苦しい練習やトレーニングを笑顔でやるから強くなると説明しています。

「頑張る」と「顔晴る」とでは言葉の意味が大きく違ってくるのです。

脳がマイナス思考になるとつい否定的な言葉が出てきます。そして否定的な言葉を口にすると、その言葉がフィードバックされ、マイナス感情、マイナスイメージがさらに脳に記憶され、強化されてしまいます。

そして、元々文字の集まりでしかなかった言葉に感情が条件づけされるのです。

そのため仕事や練習という言葉を肯定的に使っていればいいのですが、否定的な感情を伴って使っている場合は、その言葉を口にした瞬間にマイナス思考になってしまうのです。

このことを理解した上で、どのような言葉を使ったら良いかを説明します。

もし、「私の人生は最悪で、私は何の意味もない人物だ」と語りかけていたらどうでしょうか？　気持ちが暗くなり、やる気もなくなっていきますね。

一方で、「私の人生は喜びに満ち溢れ、私は強く、愛を分かち合える人物だ」と語りかけていたらどうでしょうか？　気分が明るくなり、ワクワクした気持ちになってくることでしょう。

もし、幸せをより感じたい、幸せな人生を送りたいと思ったら、自分にパワーを与えたり、幸せを引き寄せてくれる言葉を使いましょう！

例えば、**「ありがとう」「ツイている」「幸せです」「感謝しています」「大好きです」**などの言葉が挙げられます。ポイントは思っていなくてもいいということです。

脳は思っていること（入力）よりも、口にしている言葉（出力）を信用します。

だから昔の人は「言霊」と言っていたわけです。昔はまだ脳のことがわかっていませんから、なぜ自分が口にしていることが実現されるのかがわからなかったんですね。だから言葉には霊が宿ると思って「言霊」だと言ったわけです。

逆に幸せが逃げていく言葉は、「嫌だ」「疲れた」「難しい」「忙しい」「最悪だ」「面倒だ」「やってられない」などです。こういった言葉は、使えば使うほど口にしている言葉のとおりのことが起きてきます。

言葉は、とっても強力です。常に自分に語りかけている言葉の質によって、感情が変化し、人生の質までも変化してきます。肯定的な言葉を使ってツイてる人生を送りましょう！

Let's try it!

肯定的な言葉「ありがとう」「幸せ」「好き」などを口にして、ワクワクした気分で行動できるようにしていこう。

Golden Mental

10

「緊張してはいけない」というと緊張する理由

脳をだます「言葉の魔法」を使いこなせ

言葉と脳の仕組みを逆に利用して、プラス思考になるための方法をお伝えします。

あなたが「勉強」という言葉に対してマイナス感情を抱いてしまう場合は、この「勉強」という言葉に変えて、「チャレンジ」という言葉を使うようにしてみます。

同様に「練習」という言葉に対してマイナス感情を抱いてしまう場合は、この「練習」という言葉に変えて、「レベルアップ」という言葉を使うようにしてみるのです。

つまり、**マイナスの感情が条件付けられている言葉を、プラスの感情が条件付けられている言葉に置き換えるのです。**こうすることで、言葉の効力を利用してプラス思考で臨めるようになります。

逆に、ダイエットしようとしているのにケーキが食べたくなる場合は、ケーキに対してプラスの感情が条件付けられていることになります。

もし、ケーキを食べないで済むようにしたければ、「ケーキ」という言葉を「脂肪の塊」という言葉に置き換えてみましょう。「これから脂肪の塊を食べに行こうか」

と言ってそれを食べたいとは思いませんよね。

「あぁ～脂肪の塊が食べたくなってきた」

逆に気持ち悪くなってきました（笑）。

このように、言葉を使ってプラス思考をつくることができるのですが、いくらプラスの言葉を使ってもマイナス思考になってしまうことがあります。

実は言葉には使う上での原則があり、これを理解していないとプラス言葉もマイナスの影響を与えてしまうのです。

例えば、仕事でも試合でも「ここは失敗してはいけない」と思っていると、結果失敗を招くことがあります。

脳は否定形のイメージをつくることができないため「○○してはいけない」と言うと○○の部分をイメージしてしまうからなのです。

「緊張してはいけない」と言うと「緊張」が。

「あせってはいけない」と言うと「あせる」が。

「食べてはいけない」と言うと「食べる」がイメージされます。

脳はイメージしていることを実現しようとしますから、どんどんイメージに向かってしまうのです。

だから、使う言葉を変えるといいですね。

「緊張してはいけない」を「リラックスしている」。

「食べてはいけない」を「お腹がスッキリしている」。

「失敗してはいけない」を「しっかり確認する」といった感じです。

このように脳の機能を活用した原則を知った上で、プラス言葉を使いこなしてみましょう！

Let's try it!

「練習」は「レベルアップ」という言葉に、「緊張してはいけない」は「リラックスしている」などのプラス言葉に変換して、脳をだましていこう。

Golden Mental

11

やることだけに力を注げ

「つい、やってしまう」をぶっとばす

禁煙しようと思っているのに、ついたばこに手が伸びる。

ダイエットしようと思っているのに、ついお菓子を食べてしまう。

受験勉強しようと思っているのに、ついスマホを触ってしまう。

これでは、目標実現がおぼつかないでしょう。

アスリートでも結果が出る選手と結果がなかなか出ない選手がいます。

チームスポーツでも同じです。結果の出るチームと結果の出ないチームがあります。

その違いは、**「やるべきことにやる気になって集中できているかどうか」**です。

結果を出すアスリートやチームは、やるべきこと、つまり練習やトレーニングにやる気になって集中して取り組めています。

一方で結果の出せないアスリートやチームは、練習やトレーニングにやる気にならず集中もできていないということです。

まずは、つい、やってしまうことをなくさないといけません。

「つい、やってしまう」理由

脳には大きく分けると2通りの脳細胞があると言われています。

そして私たちの思考パターンはこの2通りの脳細胞によって行われているんですね。

1つ目の脳細胞は**「流動型」**と言われるもので、**物事をじっくり考えるときに使われる脳細胞**です。例えば、初めてパソコンを使ったとき、どのようにして操作するのかじっくりと考えて使っていたと思います。このときは流動型の脳細胞が使われています。

2つ目の脳細胞は**「結晶型」**と言われるもので、**物事に対して〝即座に〟判断を下す時に働く脳細胞**です。例えば、パソコンに慣れてくると、じっくり考えることなくキータッチができるようになったり、マウスを動かしたりできます。このときは結晶型の脳細胞が使われています。

パソコンの操作や車の運転など、何度も繰り返すことで、その情報が記憶データに蓄積されて、パソコンを操作したり、車を運転するための結晶型のコンピューターが出来上がるという仕組みです。

冒頭の事例についてみてみると、「たばこ」「お菓子」「スマホ」に対して、結晶型の脳細胞に「これは大好き！」というプログラミングがされており、「禁煙」「ダイエット」「受験勉強」に対しては「できれば避けたい」というプログラミングがされているのがわかります。

このプログラミングを変えていくためには、脳の入力と出力を変えていくことが必要になります。

私たちの脳は入力（思い・イメージ）と出力（言葉・動作）でプログラミングされています。将来の理想の自分をつくるために、日々必要な入力と出力を繰り返すことで結晶型のプログラミングを組み替えて行くのです。

これを「習慣化する」と言います。

実は、**脳は五感からの情報が入力されてから0・5秒で結晶型が過去の記憶データを検索し、入力された情報に意味が付くようになっています。**

そしてほとんどの人はマイナスの記憶データを蓄積しているため、マイナス思考になってしまうことが多くなるのです。

脳のプログラミングを変える

では、このプログラミングを変えるためにどうすればいいのかを説明します。

情報が入力されてから0・5秒で結晶型が過去の記憶データを検索するわけですから、脳に入力されてから記憶データを検索する前に出力を変えてみます。

これを**「0・2秒の法則」**と呼んでいます。結晶型に記憶データを検索する暇を与えず、即座に0・2秒でプラス出力をすることで脳は入力されたことに対して〝快反応〟が起きるようになるのです。逆に0・2秒でマイナス出力をすることで脳は入力されたことに対して〝不快反応〟を起こします。

では、冒頭の事例のように、「たばこ」「お菓子」「スマホ」に対する結晶型のプログラミングを変えたい場合はどうすればいいのでしょうか。

たばこを吸いたいと思ったら、すぐ吸わずに、「たばこはがんのもと」と言って恐怖の表情をつくる。お菓子を食べたいと思ったら、すぐに食べずに、「お菓子はデブのもと」と言って嫌な表情をつくる。スマホを触ろうと思ったら、すぐに触らずに、「スマホはバカのもと」と言って最悪だという表情をつくる。

こうして**「たばこ」「お菓子」「スマホ」に対する結晶型のプログラミングを肯定的なものから、否定的なものに書き換えていくのです。**

ここでは一例を出しましたが、結晶型の脳細胞がどのようにプログラミングされているかで脳の反応が決まってしまうのです。

Let's try it!

やってはならないことに対しては恐怖の表情や嫌な表情をつくるようにして脳を自分でプログラミングしてみましょう。

Golden Mental

12

やる気をあげる〝恐怖〟と〝願望〟の問いかけ

感情のレバレッジを働かせる技

企業での社員教育やチームのメンタルトレーニングなどで、取り組み目標を決めるのですが、次に伺った際に聞いてみると、決めたことがなかなかできていないということがあります。

取り組む事項にモチベーションが働いていないんですね。

もちろんスポーツ選手にも同様のことが起きていることがあります。

「やらなきゃ」とは思っているけどなかなか行動できていないということは多いものです。

そこで、

「やらなかったらどうなる？」という問いかけと、

「やることでどうなる？」という2種類の問いかけをしてみます。

前者の問いかけは**「恐怖の問いかけ」**です。

これは、どんなデメリット（悪いこと）があるのかを気づかせるための問いかけになります。

この問いかけは、**行動しないことを「不快」だと思わせるために、行動しないことで起こるデメリット（悪いこと）を脳に検索させていくのです。**

後者の問いかけは**「願望の問いかけ」**です。

これは、文字通り願望を思い描かせる問いかけであり、**どんなメリット（良いこと）があるのかに気づき、行動することで起こる良いことを、思い描かせることができます。**

この2種類の問いかけで、「こんな惨めなのは嫌だ。絶対にやってやる！」といったように感情のレバレッジを働かせることができます。

ただ、意外と「やらなければいけないこと」に対して、いかにしてすぐに行動できるようにするかということを考えることは多いのですが、ここで盲点になっていることが前項でも出てきた「やらなくてもいいのに、ついやってしまう」という存在です。

これは逆に「やらない」ようにしたいわけです。そのために「恐怖の問いかけ」と

「願望の問いかけ」を行っていきます。

2つの問いで「ついやってしまう」を失くす

例えば、「つい、Facebook や Twitter、LINEなどのSNSを長時間見てしまう」ということもあるでしょう。

見だすとすぐ2時間くらい経ってしまう。そうして必要な時間がなくなってしまうということにもなりかねません。

では、「恐怖の問いかけ」をするとどうなるでしょう。

「これを続けることでどうなってしまうのだろう?」

そうすると、例えば「必要な仕事の時間や家族の時間が取れなくなる」という答えになるかもしれません。

「さらにこれを続けることでどうなってしまうのだろう?」と問いかけると、「仕事で成果を出せずクビになるかも。家族もバラバラになる」という最悪のシナリオになるかもしれません。

逆に「願望の問いかけ」をするとどうなるでしょうか。

「それをやめることでどんな良いことが起こるだろう?」

そうすると、「仕事や家族との時間を有効に使え、充実した生活を送れる」と答えるかもしれません。

さらに「そうなるとどうなる?」という問いかけには「幸福な人生になる」という答えになるでしょう。

行動できない自分を責めるな

別にSNSがダメだと言っているわけではありません。

「やらなければいけないこと」があるのに、行動ができていないことを責めても何の解決にもならないということです。

行動するしないがどのような影響を及ぼすかを考えてみると、自分の中での答えがみつかるでしょう。

このように「恐怖の問いかけ」と「願望の問いかけ」を使って、やるべきことをやれるように、やらなくていいことはやらなくて済むようにしていきましょう！

Let's try it!

「やることでどうなる？（恐怖）」「やめるとどんな良いことが起きる？（願望）」の問いかけで、「つい、やってしまうこと」を失くそう。

本番に
強い心をつくる

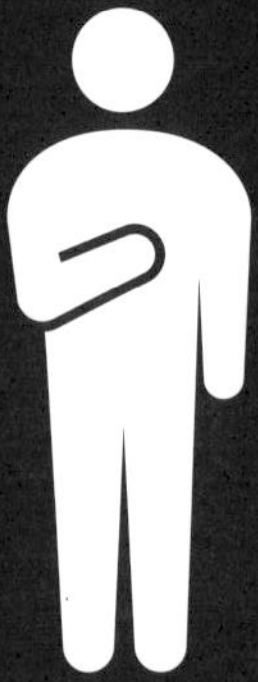

第4章

心を整えて
勝負所で120%の力を引き出せ

Golden Mental

13

勝負は本番前に8割決まっている

勝ち負けは心の準備次第だ

スポーツの試合直前になると、選手や監督もあとは心の準備だけという状態になります。しかし、この心の準備がうまくいかないケースも多いですね。

大事な大会の前のメンタル講習の際に、選手たちに「これまで試合で自分の力が発揮できたとき、そして、力が発揮できなかったときでは何が違ったか」ということを試合前までの行動で考えてもらいました。

そうすると、力が発揮できた時は「自宅を出るときに『行ってきます！』と元気よく言えた」「親が笑顔で見送ってくれた」「みんなと会った時に全員明るかった」「試合会場に着いた時に会場全体を見渡せていた」といった回答がありました。

逆に、力が発揮できなかったときは「朝から親と喧嘩してしまった」「アップで声を出していなかった」「会場に入った時に緊張した」といった回答がありました。

このことから、試合中の心の状態もさることながら、**試合前の心の状態がその日の調子を決めてしまう**ことに気づきました。

本番はいつから始まっていますか？　と問われたら、どう答えるでしょうか。

野球で言えば、「プレイボール！」と審判が言った瞬間。

ビジネスであれば、プレゼンが始まったり、商談が始まった瞬間。

受験生であれば、試験が始まった瞬間。

このようにそのことが始まった瞬間が本番だと考えることが多いと思います。

しかし、**メンタル面では「プレイボール！」やホイッスルの合図のずっと前から勝負が始まっているんです。**


スポーツの世界では、勝負の８割が試合前に決まっていると言われています。あるアスリートは、調子が悪かったときを振り返ってみると、会場入りした際に地面しか見ていなかったそうです。逆に、調子が良かったときは会場全体を見ていたそうです。そして、この会場入りの際の行動が本番での調子を決めていたというのです。

このアスリートのように、絶好調で迎えられるか、集中力もやる気もなく迎えてしまうかは、**仕事が始まる、試合が始まる、試験が始まるまでの段取りで決まってしまうんですね。**ですから、どの段取りで、どのような言葉や動作、表情を使ってメンタルをプラスに保つかを事前に決めて実行します。

例えば、**朝起きたら「家族に笑顔で『おはよう』と言う」「朝食は笑顔で食べる」「出かける時は『勝ってきます！』と笑顔で出ていく」。チームメンバーと会った時は「笑顔で『おはよう』と言ってハイタッチ」、会場に着いたら「意識して会場全体を見渡して『よっしゃー』と言う」、アップは「一つ一つの動作が終わったら『よし！』という」、試合前は「呼吸を整えて集中」**といった感じです。

こうすることで、本番で動じず、堂々と落ち着いたメンタルで臨むことができるようになります。もちろん仕事でも試験でも使えますので、本番までの段取りをつくってみましょう！

Let's try it!

本番の日の朝から、勝負は始まっています。一日の始まりからプラスの言葉や動作で行動しましょう。

Golden Mental

14

最悪を想定せよ

真のプラス思考とは

プラス思考というと、「あ〜、何でもポジティブに考えればいいって言う、あれね」「ミスをしても楽しめっていう感じでしょ。ミスを助長する考えかもね」なんていう方がいます。

たしかに、ピンチの時に「もうだめかも」とマイナス思考に陥って、何もできなくなってしまうよりは、プラスに考え「やってみよう」と気持ちを切り替えることも大切なことかもしれません。しかし、**どんなことに対してもプラスに考えることを「プラス思考」とは考えていません**。

例えば、野球で、互いに一歩も譲らず1点を争う緊迫した試合展開をしているときの最終回、自分のチームがノーアウト満塁のチャンス。ピッチャーとしては「点を取ってくれ」と願うことが普通です。しかし、面白いことに、点が入らないと逆にスイッチが入るタイプのピッチャーもいます。

実は、ここに本当のプラス思考とは何かを考える鍵があります。

点が入ることばかり考えていたら、点が入らなかったとき、つまりマイナスの状況になった時に、マイナス思考に陥ってしまいます。

しかし、点が入らずに、延長戦に突入して自分がしっかり抑え続けることを楽しみにしてしまう。

このような脳の状態ができると、どんな状況でも力を発揮することができるようになります。

大谷翔平選手が本番に強い理由

ロサンゼルス・エンゼルスの大谷《おおたに》翔平《しょうへい》選手が本拠地初登板初先発で12奪三振、もう少しで完全試合という快投を見せたゲームがありました。

ゲーム後の会見で「完全試合だと知っていたか?」という質問に対して、大谷選手はこう答えました。

「ヒットを打たれてないのは知ってましたけど、完全試合をしようという感じはなかった。むしろいつ(ヒットが)出るか待っていた。出た時にどう気持ちを整理して次のバッターにしっかり向かっていけるかが大事」

つまり、ヒットを打たれることを想定していたんですね。大谷選手は完全試合であることを理解しながらも、その先を見据えマウンドに立っていた。

これを「前代未聞のメンタリティ」と会見で質問をした米スポーツメディアの記者が感銘を受けたと言っています。

もし完全試合だけを意識して、ヒットを打たれまいと思いながら投げていたら、ヒットを打たれた瞬間に気持ちが切れてその後は崩れてしまう。こんな光景はよく見ますね。

「動じない」のは最悪を想定し最善をイメージしたから

また、リオデジャネイロ五輪の卓球女子団体3位決定戦では、シンガポールを破り、銅メダルを獲得しました。

この五輪では「中国との対戦、銀メダル以上」が必達目標でした。そう臨んだ準決勝のドイツ戦で悪夢のような敗戦を喫してしまいました。約4時間にも及んだ激戦。しかも勝てる試合を落としたショックや疲労は相当なものだったと思います。

その後の3位決定戦ですから、モチベーションの維持が大変だったことでしょう。

しかし、しっかりと気持ちを切り替えて試合に臨んでいました。

メンタル面で注目すべきは石川佳純《いしかわかすみ》選手のコメントです。石川選手は、福原愛《ふくはらあい》選手の後の第2試合でした。

「(福原選手が勝って) 1－0でまわって来ても、たとえ (福原選手が負けて) 0－1でまわって来ても必ず1－1には戻すという気持ちで臨みました」

もし、福原選手が勝ってくれることのみを考えて試合に臨んでいたら、福原選手が負けた瞬間に気持ちが切れて、集中力を失っていたことでしょう。

しかし、石川選手は、福原選手が負けることも想定していたのです。だから福原選手が負けた後の試合でも、しっかりと集中して試合に臨めました。

「最悪を想定して、最善をイメージできる」これを〝真のプラス思考〟だと言っています。

団体戦で石川選手は全勝しています。
個人戦で悔しい思いをしたと思いますが、団体戦ではしっかりと気持ちを整理して、エースとしての働きをしていました。

Let's try it!

起きうる最悪のことを想定しつつ、最善のイメージで行動していきましょう。

Golden Mental

15

恐怖や不安を寄せ付けない

映画のシナリオのように成功を頭の中で経験しておく

私たちは、初めての会場での試合や試験、また初めての相手との商談などでは緊張したり、気おくれしてしまいます。

そして、そのような状態になれば、本来の能力を発揮することができず、大事な場面で失敗してしまうことに。どんな展開になるかわからない、何が起きるかわからないという不安が、能力発揮を妨げてしまうわけですね。

では、こんな不安な気持ちに打ち勝って、本番で能力を発揮するためにはどうしたらいいでしょうか。

私たちは知らないことや未経験の物事に対して恐怖心を抱いたり、不安になったりとマイナス思考になりやすくなります。

「恐怖は、常に無知から生じる」

これはアメリカの思想家エマーソンの言葉です。

ということは、これからどのようになるかをわかっていれば、恐怖や不安からマイナス思考になることを防ぐことができます。未経験のことはわからないわけですから、本番前に経験をしておくといいですね。

「でも、そうはいっても経験する機会がない」という声もあると思います。

そこで、脳は現実の経験かイメージでの経験かは区別しないで記憶するという特徴がありますから、その特徴を利用してイメージの中で経験してしまうわけです。

脳は記憶データに基づいて反応を繰り返し、パフォーマンスを決めていくわけですから、脳に記憶されている事柄によって現実が変わっていくんですね。

ここで大切なことは、ただ単にイメージするだけではなくて、イメージする順番とその時に必要な心の状態をつくっておくことです。

これを「メンタルリハーサル」と言っています。

メンタルリハーサルを実践して恐怖を取り除く

メンタルリハーサルは、具体的な展開をイメージの中で行っていきます。

実際にはどのようになっていたいのかを考え、自分がそのストーリーの主人公になったつもりで映画のシナリオを描くようにイメージしていきます。

ではメンタルリハーサルのポイントをお伝えします。

よく本番中のイメージを行うことは多いのですが、実際にはそれでは不十分なのです。なぜなら、起床したときから本番が始まるまでの間にマイナス思考になってしまうことがあるからです。

そのため本番中だけではなく、どのようにして本番を迎えるかということも描いておくのです。

本番中は、成功している状態、能力が最大限に発揮されている状態から描きます。これを**「ピークパフォーマンス」**と言っています。

この「ピークパフォーマンス」のイメージをもっていることが重要なカギになります。ピークパフォーマンスのイメージが、一番近くにある技術的な目標であり、このイメージを自分のものにできた時に、一番近い将来の自分となるからです。

ピンチの場合から成功した後までイメージ

ただ、うまくいくことばかりとは限りません。

ピンチになることも想定しておき、そのピンチを乗り越えて良い結果を得ている状態も描きます。

さらに、応援してくれる人、恩返ししたい人、喜ばせたい人を思い描き、その人たちへの気持ちが力になっていることもイメージの中でつくっておきます。これはピンチや逆境を乗り越える力になるからです。

そして最後は感動のフィナーレです。

ただここにも落とし穴があります。

ゴールまでしか描いていないと、ゴールした瞬間に満足して力が抜けてしまうことがあります。

なので**ゴールした後に自分が喜んでいる場面、応援してくれている人が喜んでいる場面も描いておきます。**このような場面をイメージしていくことで、メンタルリハーサルを行います。

サッカー日本代表だった本田圭佑《ほんだけいすけ》選手も、「勝負を決めるのは準備、なかでも気持ちの準備以上のものはないと思う」と語っています。

自分のサクセスストーリーのシナリオを描いて、ウソを本当にしていきましょう！

Let's try it!

本番前に具体的な成功をイメージしよう。

その時、どのように本番を迎えるか、成功後に自分が喜んでいる場面、誰かが喜んでいる場面まで想像するのが大事です。

Golden Mental

16

勝利へのルーティーンを決めよ

ルーティーンは「心を整える」作業

「ルーティーン」というと、メジャーリーグのイチロー選手がバッターボックスで行う一連の動作を思い浮かべる人が多いのではないでしょうか。

また、テニスの大坂《おおさか》なおみ選手が全米オープンで優勝し、日本人初の四大大会制覇をしましたが、この大会で目を見張るのは、メンタル面での成長です。

以前はミスがあると苛立ちラケットを叩きつけることもありましたが、〝小さなガッツポーズ〟を入れて冷静に1球1球に集中して根気よくプレーしていました。

「ルーティーン」というのは、心を整えるために行う一連の動作のことを言います。

高校野球でも試合前に円陣を組んで皆で人差し指を上げる動作を行うチームが増えてきました。こうして試合に向けて気持ちを高めていきます。バッターボックスでも思い思いの動作を使って、気持ちをつくる選手が多いですね。

ちなみに飯山の朝のルーティーンは神棚の水を取り替えることから始まります。神棚の榊の水などを取り替えて、二礼二拍手一礼の作法に則って動作を行い、今日一日の始まりのスイッチを入れます。

また講演などで待機しているときには、まず、目を閉じてゆっくり深呼吸して気持ちを落ち着かせてから、小さく両手でガッツポーズを行って気持ちのスイッチを入れています。

ゲン担ぎの弊害

ルーティーンとよく似たもので、「ゲン担ぎ」がありますが、それには少し注意が必要です。以前、あるメジャーリーガーが、試合当日に腕につける時計があるという話をしていました。この時計を〝ルーティーン〟にしているというのです。

このことをルーティーンとは言わないですね。これはルーティーンではなくて〝ゲン担ぎ〟です。この時計をつけていった時に良い結果が出たから、次もこの時計をつける。何かをしたら良い結果になったからそのことを続けているということですね。

この場合、良い結果が出ているときはいいのですが、良い結果が続くとは限りません。そうなると、もし良い結果が出せなくなってきた時に、違う時計をするということになります。そして、それでも思ったような結果が出ないときはどうなるのでしょうか。この時計をしても、違う時計をしてもダメなのか。

じゃあ、次はどうしようか……などとゲン担ぎに心がとらわれてしまいます。

さらに**結果のことばかりを気にしながらゲン担ぎをしていると、ストレスを溜める結果になってしまい、しまいにはパフォーマンスが落ちて、結果が出せなくなることもあります。**そしてまた結果を出さなきゃいけない、パフォーマンスを向上させなきゃいけない、そうして無理矢理にでもポジティブになろうとして苦しくなる。という悪循環が生まれることがあります。

大事なことは、心の状態を整えることです。**ルーティーンは心を整えるために行うものです。**そして、状況に合わせて心の状態を整えられるようにしたいのです。

よし、ここで勝負だ！　というときは決めたルーティーンをしてみましょう！

Let's try it!

自分だけの「心を整える作業」としてルーティーンを取り入れてみよう。

Golden Mental

17

緊張をとく

思考ではなく呼吸によって解決できる

練習ではいいパフォーマンスができるのに、試合になるとパフォーマンスが発揮できず悔やんでしまうという選手がいます。

野球で言えば、投球練習場では素晴らしい投球を見せているのに、いざマウンドに上がるとフォアボールやデッドボールを連発してしまうという場面がそうです。またここまで順調に投げていたのに、最終回に突然乱れて最後のアウトが取れず負け投手になってしまうということもあります。

これは、場面や状況が変わった時に心の変化が起きているということです。

プレッシャーなどを感じて、緊張してあがりの状態になってしまうということです。「あがり」とは血が頭に上るという意味から気持ちが高ぶり、落ち着きを失ってしまう状態のことを言います。そして、緊張がさらに高まり過緊張の状態になってしまうと気が動転したり、頭が真っ白になってしまい、能力が全く発揮できないようになるのです。

緊張などであがりの状態になってしまうと、まず呼吸が乱れやすくなります。肩で息をしているようなゼーゼーハーハーといった呼吸になります。このままの状態でボールを投げる、サーブを打つ、ＰＫで蹴るということを行うとうまくいかないのはおわかりだと思います。

いつもと違う場所、いつもと違う場面、いつもと違う雰囲気……

このように**いつもと違う状況になると緊張してあがりやすくなります**。

そして、「失敗してはいけない」「うまくやらないといけない」といった心理的プレッシャーが、緊張を膨張させて能力発揮を妨げてしまうわけですね。

では、緊張を味方につけて、本番で能力発揮するにはどうしたらいいでしょうか。

実は緊張は「思考」ではうまくコントロールできません。

緊張状態にある時に、「リラックスしよう」「冷静になろう」「落ち着こう」と思えば思うほどリラックスできなくなったという経験はありませんか？　リラックスをしようとして思考を変えようとしてもリラックスするのは難しいのです。

最も短時間ででき、簡単な解決方法の一つが呼吸を通して自律神経にアプローチする方法です。

呼吸は脈拍や体温などとは違い、自律神経を唯一意識的にコントロールできる方法です。息を吸うと緊張を高める交感神経が活性化され、息を吐くとリラックスする副交感神経が活性化されます。

つまり、**緊張が高まりあがり状態になっているときは無意識に息を吸ってしまっているのです。だから意識して息を吐いて副交感神経を優位にしていくことで落ち着きを取り戻すことができます。**

ただ息を吐けばいいかというとそうではなく、ゆっくりと長く息を吐くことで段々とリラックスできるようになってきます。緊張が高まったら、頭の中でどうにかしようとせず、これを意識しましょう。

Let's try it!

プレッシャーを感じて緊張が高まってきたら、ゆっくり長く息を吐くことで呼吸を整えてみましょう。

Golden Mental

18

アイコントロールで超集中

気が散るときは一点集中

高校野球の秋季大会でサポートしている高校の試合がありました。途中から雨が本降りになるという悪条件の中、先行され、追いついてはまた離され……という劣勢の中で、終盤に集中力を発揮して大量点をもぎ取って一気に試合を決めました。

試合後にエースが、「飯山さんの言葉のおかげで立ち直れました」と満面の笑みで言ってくれました。その言葉とは「一点集中しろ！」ということです。雨の中での試合だということはわかっていたので、投手はどうしても雨で手が滑るなどと気になって心が乱れることがあります。つまり、雨に集中してしまっているわけです。

だから「雨に集中するのではなく、一点に集中しよう」と試合前に声をかけました。投手であればボールの縫い目に。野手であればグローブのブランドマークなど。バッターボックスではバットのブランドマークなどに一点集中をかけます。

このように視線を一点に絞り、簡単に集中力をつける方法を「アイコントロール」と言います。

試合は、中盤から雨が強くなってくると、どうしても雨が気になってしまって投球が乱れていました。終盤まで調子が上がらない状態で試合が進み、打線も沈黙していました。それでも終盤にさしかかり、エースが急にエンジンがかかったように集中した投球ができるようになったので、「何か吹っ切れたのかな」と思って観ていましたが、どうやら上記の言葉を思い出したらしい。「どうしても雨が気になって……雨に集中してたんです。でも飯山さんから言われた『ボールに集中すればいい』という言葉を思い出したんです。そうしたら吹っ切れて集中できました」

相手投手が集中力を切らして投球が乱れていく中、しっかりと集中して相手打線を抑え、打線も集中して一気に大量点を奪い試合を決めました。

集中しようと思っても、なかなか集中できないことがあります。そういうときは、「一点に集中をかける」こと。幼い子どもが遊んでいるところを見ていると、あることに気がつきます。子どもたちにとっては、その世界に存在するものは〝たった一つ〟だということに。それは、その瞬間に熱中していることです。

鬼ごっこをしていたとしたら、〝追いかけてくる鬼〟に。
ゲームをしていたら、〝主人公の目の前にある出来事〟に。

このとき、周りのざわめきなどに一切邪魔されることはありません。

名前を呼んでも知らん顔。近くで何かを落としてみても気がつかない。もし、このように完全な集中力を手にできるとしたら、何でも可能になると思います。

集中力があるかないかは、パフォーマンスの差となり、それはそのまま人生の差になってしまいます。

脳は、何か一点を見つめることで、集中できるようになるんです。例えば、パソコンでの資料作成中に集中力が切れてきたなと思ったら、パソコンまわりの視界に入るものを少なくしましょう。そして深呼吸しながら何も考えず、画面の一点をじっと見つめる。あるいは会議中に、みんなの集中力が切れている場合は、「はい、こっち向いて」など視線を一点に促すのも効果的です。ぜひ実践してみてください。

Let's try it!

本番中、集中できないと感じたら一点集中。何か近くのものを一点、見つめるようにしよう。

成功をつかむ
ゴールデン・
メンタル習慣

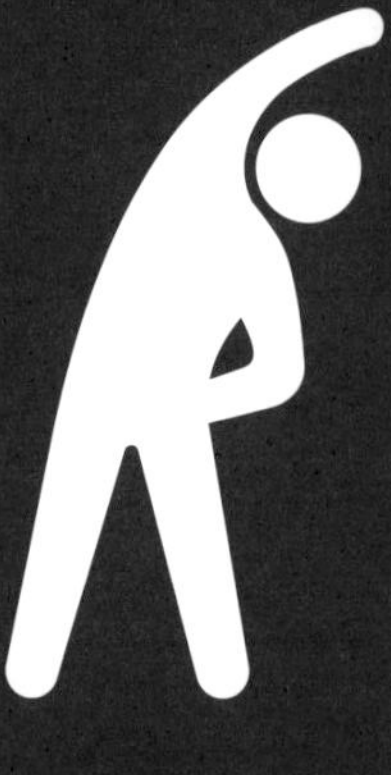

第5章

真のプラス思考になるためには「小さな習慣」の繰り返しが必要である

Golden Mental

19

寝る前3分間が結果を生む

一日の終わりに成功のイメージを描く

夢や目標を実現しやすくするためには、実現したイメージを描くこと。

これができるかどうかで実現できるかどうかが決まります。

飯山がサポートしているアスリートでは、リオデジャネイロ五輪で銅メダルを獲得した小堀勇氣選手の場合、ゴールタッチをしてからボードをみて、メダル獲得を確認して「よっしゃー」とガッツポーズ。このイメージを描いていました。平昌五輪の金メダリスト高木菜那選手の場合は、トップでゴールしてガッツポーズ、客席の両親の喜ぶ顔を見て「やったー」という感情を味わう。こんなイメージです。

この実現イメージを何度も何度も繰り返し描いて、潜在意識に落とし込んでいきます。脳は現実なのかイメージなのかを区別できませんから、何度もイメージしていることは、経験したことと同じように記憶されていくのです。

何か解決したいことがあると、それを四六時中考えている。どうしても成し遂げたいことがあると、寝ても覚めてもどうすれば実現できるかを考えている。そうしているうちに、あるときパッとひらめいた！

あなたはこんな経験はないですか？

これは寝ている間でも、私たちの潜在意識は働いていて、解決する方法や実現する方法を考えてくれているからです。特に、「こうなりたい」「あんなふうになっていたい」ということをイメージし、言葉にしていると、潜在意識は実現の方法を考えてくれるのです。こんな素晴らしい潜在意識をうまく活用できるといいですよね。

実は、**脳は寝た瞬間にその日一日を再生します**。もし、その日一日を否定的な思いで過ごしていて、寝る前まで引きずってしまうと、脳は睡眠中にその否定的な思いをつくる原因となった出来事も含めて何度も反復してしまい、マイナスのイメージトレーニングをしていることと同じになってしまいます。

また、**一日中肯定的な思いになる出来事ばかりだったとしても、寝る前に否定的な思いになる出来事があると、マイナスのイメージトレーニングをしていることになるのです。**

逆に、一日中否定的な思いになる出来事ばかりだったとしても、**寝る前に肯定的な思いをつくってしまえば、脳は最後を記憶するため、肯定的な記憶データとして記憶**

してくれるのです。

つまり、一日をどのような思い、感情で終わるかが夢や目標を実現するためにとっても重要になるのです。

脳は一日の最後を強く記憶します。そして寝る前に思っていたこと、感じていたことを寝ている間に繰り返してくれるのです。このことから、イメージトレーニングに最適なタイミングは〝寝る前〟だということがわかります。布団に入ってから寝付くまでの時間で、イメージトレーニングを行えば最も効果的に潜在意識に記憶させることができるのです。この「脳のゴールデンタイム」に実現イメージを描くのです。

一日3分のイメージタイムをとりましょう。

この繰り返しが将来の自分をつくります！

Let's try it!

寝る直前の3分間にプラスのイメージトレーニングを行いましょう。
脳は一日の最後を強く記憶します。

Golden Mental

20

否定的な思いは「これ」で打ち消せ

無意識の「どうせ…」「でも…」「だって…」を無くす

２０１７年11月20日にスイスの国際経営開発研究所（ＩＭＤ）が発表した２０１７年版世界人材ランキングによると、日本は調査対象のアジア11ヶ国中最下位に。日本は高度外国人材にとってアジアの中で最も魅力がないという結果になったようです。世界では63ヶ国中51位。アジアではシンガポールが1位、香港は2位だったという。

このままでは、今後、人工知能（ＡＩ）を活用した第４次産業革命が進む中で、最先端分野の人材の確保が難しい状況になるようですね。

国内に目を向けても、将来に希望を持てない子ども、学生、若者が増えています。

夢を実現したい、目標を達成したい、豊かな人生を送りたいと思ってはいるものの、現実はなかなかうまくいかないんだよね。なんて思っている人はうまくいかなくて当たり前です。うまくいかないと思っているからです。日頃から思っていることが実現されているだけなのです。

夢に対する感情はどうなっているか。

目標に対する感情はどうなっているか。
人生に対する感情はどうなっているか。

これらの感情が否定的なのか肯定的なのか、これが成否を分けるポイントです。

実は、**感情が否定的になっている人は無意識に「どうせ…」「でも…」「だって…」という言葉をよく使います。**そして、言葉と一緒に、ため息をつく、眉間にシワを寄せるといった動作・表情をつくってしまいます。何度も繰り返すうちに定着してしまい、ため息をつくだけで脳は否定的な反応をするようになります。だからこのようなマイナスの動作や表情はしないほうがいいのです。

と、ここまではよく言われている話でもあります。

ただ「マイナスの動作や表情をしてはいけない」と言うだけだと、「また眉間にシワを寄せてしまった」「ため息をついてしまった」と、プラス思考になろうと思っているのに、プラス思考になろうと思えば思うほどマイナス思考に陥る人もいます。

だから、マイナスの動作や表情をしてはいけない、とは言いません。つい、無意識でやってしまう動作や表情は仕方がないのです。

ですから、**マイナスの動作や表情をした後にそれを打ち消す動作をしてみます。**

効果的なのは「ナシ」と言って手で目の前を払いのける動作です。

例えば、「どうせ無理だ」と思ったら（口にしたら）「ナシ」と言って手で目の前を払いのける。「だってできないから」と思ったら（口にしたら）「ナシ」と言って手で目の前を払いのける。

そうして、いま集中すべきことに集中するという行動をとります。「はぁ～」とため息をついてしまったら、その後で笑顔で「今のナシ」といって顔の前で何かを払うような動作をします。

マイナスな動作や表情をしてしまったら、すぐに消去すればいいのです。１００回マイナス思考になったら、１０１回プラス思考にすればいいのです。脳は後を記憶しますので、とにかく最後はプラスで締めくくる。これを習慣にしてみましょう！

Let's try it!

マイナスの動作や表情をした後には、「ナシ」といって手で目の前を払いのける動作などをしてみよう。最後はプラスで締めくくる意識です。

Golden Mental

21

ピンチという名の贈り物を生かせ

9回裏0－8からの大逆転劇

2014年夏の甲子園をかけた石川県大会決勝で、誰もが予想しない劇的なドラマが待っていました。

飯山がメンタルコーチを務める星稜高校は8回が終わって0－8。大きくリードされて最終回を迎えました。

9回表の相手校の攻撃では、奮起したエースが満面の笑みで3者三振に仕留めます。マウンドから全力疾走で帰ってくるエースを星稜の選手たちが最高の笑顔で迎えます。もう一度確認しておきますが、点差は8点。しかも、ここまで相手校のエースにたった2安打に抑え込まれていました。

しかし、9回裏に星稜高校が笑顔の猛攻を仕掛け、終わってみれば9－8の逆転サヨナラ勝ち。打者13人で本塁打を含む8安打と2四球を絡めて奇跡を起こし、歴史的大逆転で2年連続の甲子園を決めました。

このことは海を渡ってアメリカにも伝わります。「日本のハイスクールチームが0

－8の逆境に打ち勝った。最もワイルドと言える9回だ」と全米でも配信されました。

「なんでこんなことになるんだ」「違う、こんなはずじゃない」

逆境になったり、壁にぶつかったりすると、どうしてもこのような言葉を口にしたり、頭の中で繰り返してしまいます。これは起きたことを拒絶している状態です。そうすると見ないようにするといった逃避行動になり、「やっぱりダメか」と諦めやすい脳になってしまいます。

逆に、「これには一体どんな意味があるのだろう」「何をしろと言っているのか」「どこを成長しろと言っているのか」と起きたことを受容すると、「よし！　やってやろう！」「いよいよこれからだ！」と挑戦心が芽生え、成長につながっていきます。

挑戦しないと成長することはありませんから、挑戦の前にある壁や逆境は、実は成長を促してくれるとっても素敵なプレゼントなんですね。

実はこのプレゼントを受け取れるかどうかは、将来の肯定的なイメージを持っているかどうかに影響されます。壁や逆境になったときに、「ここまでやったんだからいいじゃないか」「よくやったよ」などと現状に満足してしまうと、そこで脳は燃え尽きてしまいます。誰しもピンチの場面が訪れるものです。

壁や逆境を乗り越えるには、「成功した」「達成した」「勝利した」といった肯定的なイメージをもっていること。

そして現状と比較して「まだまだこんなもんじゃない！」「まだ勝利していない」「まだ達成されていない」と現状を否定して、将来の自分を肯定するという脳の状態が必要になります。

先の星稜高校の試合後、キャプテンに「おめでとう。すごい試合をしたな」と声をかけると「ありがとうございます。勝つイメージしかなかったですから。試合前も全員でイメージングしていました」と笑顔で答えてくれました。十分な成功へのイメージがこの結果につながったのです。

Let's try it!

ピンチの際は成功している自分を思い描いて、「まだまだこれからだ」と脳を揺さぶっていこう。

Golden Mental

22

強気スイッチON

心の状態が結果を決めている

私たちは調子がよく、能力を発揮できる時と調子が悪く発揮できない時がありま す。それは何が原因で結果が異なるのでしょうか?

高校の部活動でのメンタル講習の中で「調子がいい時と調子が悪い時」について考えてもらったことがあります。そのときの選手たちの回答は次のとおりです。

「調子がいい時」は、「気持ちが乗っている」「負ける気がしない」「強気になっている」「落ち着いている」「表情も明るい」「声も出ている」といった回答でした。

一方、「調子が悪い時」は、「やる気がおきない」「勝てる気がしない」「声も出ない」「雰囲気が暗くなる」「プレッシャーがある」といった回答でした。

面白いのは、「熱があって身体の具合が悪いのに、逆に気持ちが入って調子が良かったときがある」「アクシデントで急遽出番が来たが、よし! オレがやる! という気持ちでプレーしたら良い結果が出た」という選手がいたのです。実は、**その時の身体の具合や環境ではなく、心の状態が結果を決めていたのです。**

私たちは能力を発揮しようとするとプラス思考になろうと〝思い〟ます。

しかし、多くの場合、いくらプラスに思おうとしてもマイナス思考になってしまうことがあります。これは、感情が思考と体調に影響するという特徴があるために起こっています。

苦しい場面では私たちは感情がマイナスになってしまうために、イメージや思いを変えても感情に影響されてマイナス思考になってしまうのです。

そのため、能力を発揮しようとすれば、感情を切り替えることが非常に重要になってくるのです。

サポート選手の高木菜那選手は平昌五輪で見事２つの金メダルを獲得しました。本当に素晴らしい成果をあげてくれました。

しかし、実は最初の出場種目５０００ｍでまさかの最下位に。全く実力を出せずに平昌に来て最初のレースを終えました。へこみますよね……私も結果を知って愕然としました。

感情がマイナスになっているはずなのですぐに切り替えないと、この後のパシュートやマススタートに影響が出てしまいます。弱気になっている高木選手に強気になるスイッチを押す必要があるわけです。

このスイッチを**「メンタルスイッチ」**と呼んでいます。

私たちはマイナスの状況が起これば、基本的にマイナスの感情になりやすいものです。そして、この感情を引きずってしまうために状態が悪くなり、さらに悪い結果を生むことになるのです。

マイナス感情をプラス感情に切り替える

ではどのようにすればマイナスの感情を切り替えることができるのかというと、マイナスの状況を切り替えるために必要なプラス感情と置き換えることです。

その感情とは**「ワクワク」「強気」「冷静」**の3つです。どのように苦しい場面でもメンタルスイッチでこの3つの感情に切り替えることができれば本来の力を発揮できるのです。

なぜ3つの感情をつくることが大切なのかというと、人間の脳には、矛盾する感情は両立しないという法則があるからです。

例えば、失敗した時の悔しさと成功したときの喜びを同時に思い浮かべてくださいと言われてもできないですよね。

つまり、**否定的な感情の時に肯定的な感情をつくることがそのまま否定的な感情を打ち消すことになるのです。**

具体的には、言葉・動作・イメージを利用して感情をコントロールします。

例えば、「ワクワク」の感情をつくるときには、ワクワクする言葉と動作を使い、実現して喜んでいる自分をイメージしてみます。

「強気」の感情をつくるときには、強気になれる言葉と動作を使い、逆境を乗り越えた自分をイメージします。「冷静」の感情をつくるときには、冷静になる言葉と動作を使い、落ち着いて対応している自分をイメージします。

高木選手の場合は「私はできる」といった言葉やガッツポーズなどの動作、次のチームパシュートで金メダルをとるイメージをしていたのです。

私たちは思考をコントロールしようとしてもなかなかできません。

なぜなら、その時の感情に思考は大きく影響されるからです。

そして、感情に大きく影響を与えているものがこの言葉・動作・イメージになるのです。
3つのプラス感情をつくるための言葉・動作・イメージを何度も繰り返して、自分のメンタルスイッチをつくってみよう!

Let's try it!

マイナスの感情にはプラスの言葉・動作・イメージを使って、「ワクワク」「強気」「冷静」に切り替えよう。

心理的限界を超越する

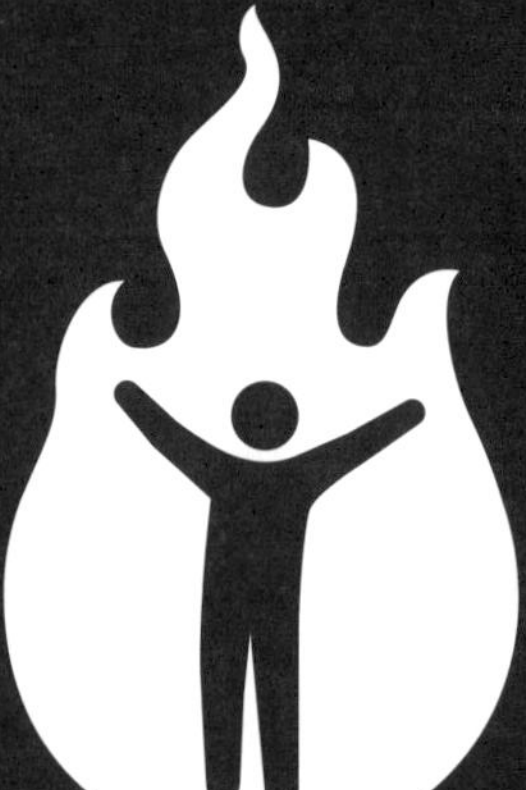

第6章

AIと人間の違いは「心」の有無だ
壁を壊せ! 心の可能性は無限大

Golden Mental

23

武器を磨きぬけ

小さくまとまるか、武器を身につけるか

人工知能（ＡＩ）が物凄いスピードで進化しています。

すでに囲碁や将棋の世界では、世界チャンピオンでも人工知能に勝てなくなってしまいました。人工知能は囲碁で３００万回の試行対戦で学習するそうです。同じことを人間がやろうとすると一日2回の対戦で４０００年かかります。

これだけでもすごいことなのに、もっと驚愕の事実も明らかになっているようです。

囲碁では教師となるデータを使わずにルールを教えただけで、人間が築いてきた定石を55時間で発見。しかもまだ人間が見つけていない定石をも発見してしまったと言います。

このように人工知能はどんどん進化していきます。

これからの人工知能時代に我々人間はどのように取り組んでいけば良いのでしょうか。これまでの常識が非常識に、非常識が常識になる時代です。ですからロジカルシ

ンキング（論理的思考）では太刀打ちできなくなります。この思考は人工知能の得意分野だからです。これからの時代に必要なのは、皆がこれは良いと思って取り組んでいることを、

なぜそうなのか？

それは本当か？

と疑ってみる。つまりこれまでの常識を疑ってみるということです。

これをクリティカルシンキング（批判的思考）と言います。これまでは、ピラミッド組織の中で、組織の上の人からの指示命令で動いていました。これは上司のこれまでの経験や知識が通用する時代だったからです。

プロフェッショナル意識なきものは淘汰される

しかし、人工知能時代になるとこれまでの経験や知識といった古いOSやアプリケーションでは太刀打ちできなくなります。

だから上司や指導者の言う通りに動いている。従来のやり方が正しいと思って取り

組んでいる。毎日同じことを繰り返している。毎日仕方なく仕事をしている、仕事しなきゃいけないから働いている。

これでは人工知能のほうがマシです。企業が守ってくれる、組織が守ってくれるという時代ではなくなっていきます。企業の存続も厳しい時代に突入していくからです。働く側も能力がないと淘汰される時代です。

そこで、大事なことは個を強くすることです。

個々がプロのアスリートのような意識を持って取り組むことです。

何かに秀でるということは、どこかを鋭くとがらせるということです。

自分の得意な部分を磨いて鋭く突き出す。それが自分の武器になるわけですね。

武器がないという人は、まず得意なことを見つける必要があります。

得意なことの見つけ方は、例えば、年の初めに自分に対する期待を書き出す。そして年末に、その期待に対する結果を書いてみる。これを毎年繰り返すと、自分の得意なことが見えてきます。もちろん、毎月、毎週、毎日に落とし込んで、その中で確認ができればなお良いです。トップアスリートはこれを毎日行っています。

飯山が子どもの頃に読んだマンガの中に書いてあった「小さくまとまるな！　とん

がれ！」という言葉を今でも大事にしています。

私たちはどうしても周りを気にして、それなりにまとまろう（丸くなろう）としてしまいます。

でも、それでは〝武器〟をなくしてしまうわけです。

やるべきことを淡々とやり続け、武器をしっかり磨き上げる。そうやって準備をしているからこそ、チャンスを掴むことができるんですね。

人工知能と人間の違いは「心」があるかないかである

もう一つ大事なことは、人工知能にはなくて、人間にはあるものに着目すること。

人工知能が進化するこれからの世界は、心を扱える人が生き残る世界になるともいえるでしょう。

心といっても、すべては脳が行っていることです。

ＡＩ時代を生き抜くには、脳の仕組みと機能を知り、脳を活用できることが条件になりますね。

将来の自分にワクワクしながら、自分をピッカピカに磨き上げていきましょう！

Let's try it!

ＡＩ時代に必要なことは、

１．自分だけの武器を見つけて、磨いていくこと。

２．脳の仕組みを知り「心をコントロール」できること。

Golden Mental

24

視座の高さが
限界の高さだ

本当の限界を君はまだ知らない

スポーツの世界では「この記録を出すのは不可能だ」とか「この状況の中で逆転するなんて無理だ」という言葉が出てくることがあります。

わかりやすい例としては、陸上の１００m走があります。

この競技には「10秒の壁」というものが存在しており、人間の筋力では10秒が限界だと思われていました。

しかし、現在は何人もの選手がその壁を超えています。

実は、限界には2種類あります。

それが**「心理的限界」**と**「物理的限界」**です。この陸上競技の例のように**「10秒の壁」は、決して人間の筋力の物理的な限界ではなく「10秒を切れるわけがない」という思い込みによる、心理的な限界だったのです。**

このように、私達が普段「限界だ」と言っていることとは、本当の限界ではなく、心理的限界に過ぎないということが往々にしてあります。

心理的限界を決めるものとは

ではこの心理的限界を決めているものは一体何でしょうか。

それが私たちの**「常識や自己イメージ」**なのです。

心理的限界の高さは、脳の機能は誰も同じで変わらないにもかかわらず、人によって全く違ってしまうのです。ある人は常識で考えてムリと思えるような偉業を自分の限界を超えて成し遂げてしまいます。

またある人は常識で考えて誰でもできると思えることすら達成できず、自分の限界をどんどん低く設定してしまいます。

この両者の違いはどこから生まれるのでしょうか?

実はこの**限界の高さは、自分がどの高さから物事を見ているかということに起因しているのです**。

どの高さから物事を見ているかを**「視座」**と言います。

社員教育などで企業に伺ったときに、よく「何のために仕事をしていますか?」という質問をします。

その時に返ってくる答えで多いのは「生活（収入を得る）のため」というものです。特に新入社員や独身の社員はこの傾向が多いです。

この社員は、おそらく視座が「自分」にあるので、自分がある程度の生活ができればいいと思って毎日を過ごしていると思います。

昨今のワークスタイルで言うと「派遣社員でいいや」とか「フリーターのほうが気楽だ」というのは、このような人に多いかもしれません。少しでも苦しいことがあると諦めやすく転職を繰り返すという感じでしょうか。

しかし、このような人でも、結婚して家族ができると「夫（妻）や父親（母親）」という一つ高い視座で物事を見るようになってきます。

そうすると簡単に転職をするということはなくなります。

少しくらい苦しいことがあっても家族のためにもがんばろうという気持ちになります。ただ収入に不満を持ちやすく「もっと良い収入の仕事はないか」ということが主な考えごとになっているかもしれません。

さらに社内での職位も上がりマネージャーとなるとどうでしょう。

人の上に立つ「職長」という視座に立つことになるので、家族を幸せにし食べさせていくというだけでは満足できなくなります。

自分のチームメンバーも幸せにしてあげたいという思いも出てくるでしょう。どのようにしてチームをまとめるか、成果をあげるかということに注力していきます。ただ社内での立ち回りに疲れ果ててしまうということがあるかもしれません。

視座が高まれば意識が変わる

そして、会社の枠を超えて「日本」という視座を持つと、これからの日本のためにと起業して経営者になることもあります。

そうすると苦しい状況になっても、なんとしても成し遂げたいという思いが強くなり、がんばり抜くことができます。

視座は、「どの位置から物事を見ているか」ということなので、自分で意識的に変えてみるといいでしょう。

自分→家族→会社→地域社会→日本→世界

例えばこんなふうに視座を変えてみると、それぞれの問題点が見えてきますので、それに対する解決策を考えてみる。こうすることで立ち位置が変わり、見えるものも変わってきます。

「視座」がどこにあるかによって自分の限界も変わってくるのです。

よく「意識が変わる」という表現を使いますが、これは「視座」の高さが変わるから起きるのです。

視座を今よりも一段高くしてみましょう。

どんな景色が見えるでしょうか。

Let's try it!

「視座」を一段高く持っていこう。
心理的限界は自分が決めてしまっている。

Golden Mental

25

君でなくてはならない理由はあるか

使命感はプラス思考を生む

スポーツの分野で選手たちが口にする「勝たなければ」「良い記録を出さなければ」という言葉があります。

仕事の現場でも「仕事をしなければ」「新規を獲得しなければ」「コストを削減しなければ」という言葉がよく使われています。

この時の脳の状態はどのようになっていると思いますか？

扁桃核は快になっているのか不快になっているのか？

実は、「しなければ」という言葉には2種類の意味があるんです。

まずは、「しなければいけない」という言葉です。これは義務感とプレッシャーを生みます。

「勝たなければいけない」「仕事をしなければいけない」「合格しなければいけない」と口にしたとたん、脳にはストレスがかかってしまい扁桃核は不快になり、マイナス思考になってしまいます。

プレッシャーが強くなると、身体にも変化が現れます。キュッと縮こまってしまうんですね。そして失敗やミスが続くと「やばいぞ」と、ますますプレッシャーが強まります。

もう一つは、「しなければならない」という言葉です。

これは使命感を生む言葉になります。

自分の役割として「これは自分がやらなければならない」と感じると、扁桃核は快になり、プラス思考で臨むことができ、大きな力を発揮することができます。

子どもを守る母親を思い浮かべていただければいいと思います。このとき母親は「子どもを守らなければ」と思っていますが、決して義務感からそうしているわけではないでしょう。

むしろ使命感を感じているはずです。

使命感はこうして生まれる

では、どのようにしたらこの使命感が生まれるのでしょうか。

それは、**自分の『役割』を認識する**ことです。

そのためには、まず自分が何に属しているのかという「帰属意識」が必要になります。帰属意識を持つことで、その組織やチームの問題点を認識することができます。

そして、その問題点を認識することで、自分の役割に気づくことになります。

この役割意識を強く感じて「自分がやらなければ」と感じられることで、責任感や使命感といった感情がつくられていきます。

このときに重要なことが「自分でなくてはならない理由」なのです。

例えば、日本国の問題点を認識している人は多いでしょう。

しかし、それを解決するのが自分の役割だと感じていないために、多くの人は他人任せになってしまっているわけです。

例えば、スポーツチームのキャプテンに、「お前がキャプテンだろ！」「もっと責任を持ってやれ！」などと叱咤したところで、「なんで自分が言われなきゃいけないんだ」と怒りに意識が向くか、「自分にはキャプテンが務まらない」と悲観的になってできない自分に意識が向いてしまい、ますますマイナス思考に陥ってしまうという結果になることもあります。

使命感を生む2つのステップ

ですので、まず自分の所属しているチームの問題点は何かを考えてもらいます。

こうして客観的に見てもらうのです。

そのうえで「その問題を解決するのが自分でなくてはならない理由は何か?」という問いかけについて考えてもらいます。

そうすると「自分は技術的に優れているわけではないけれども、勝ちたいという気持ちは誰にも負けないと思っています」

「この強い気持ちでチームを優勝に導くことが自分の役割です」といった回答が出てきます。

キャプテンが自分の本来の役割に気づき、使命感をもった瞬間です。

スイッチが入りました。

所属している組織やチームの中でどんな問題があるのか。

それを解決するため自分にはどのような役割があるのか、何を期待されているのかということを考え実行してみましょう。

Let's try it!

「○○することが、自分でなくてはならない理由」を常に考えて行動しよう。

Golden Mental

26

成長し続ける最強の「自問自答」

脳は問いかけに全力で答えようとする

高校の部活動でのメンタル講習の際には、選手たちから出てきた様々な質問に答えています。

その中で多いのが、失敗してしまったときやミスをしてしまったときに、切り替えなきゃと思っていても何度も頭の中で繰り返してしまうという話がありました。

実は、このとき頭の中で何度もこんな問いかけをしているんですね。

「なぜあんな失敗をしてしまったんだろう」

「なぜあそこでミスをしてしまったんだろう」

「なぜうまくできなかったんだろう」

このように問いかけてしまったら、回答は決まっています。

「うまくやろうと気負ってしまったのが失敗の原因だよな」

「ちゃんと確認しないからミスっちゃうんだよ」

「はっきりいって練習不足だな」

こんな感じではないでしょうか。

たしかに**失敗やミスの原因を追及することも大事かもしれませんが、このことばかり追及していると脳は何度も失敗やミスの記憶を思い出すことになり、否定的な感情と一緒にその時のイメージを憶え込んでしまい記憶に定着してしまいます。**

こうなると、同じような状況になったとき脳のフラッシュバックが起こり、身体の動きが鈍くなったり、思うように動けなくなったりということが起きます。

ボールが上手く投げられなくなるといった〝イップス〟はこうした脳の記憶が原因になっていると思われます。

実は飯山もイップスを高校で経験しています。飯山が高校の時は、指導者や先輩たちがそれはそれは素敵な指導をしてくれたので（笑）。

ますますイップスへの恐怖感が強くなっていきました。

こんなときは問いかけを変えてみます。

「どうして成功するようになったのだろう」

「どうしていいプレーができるようになったのだろう」

「どうしてうまくできるようになったのだろう」

そうすると、

「試合前はリラックスできるようになったから」

「良いプレーをいつでもイメージできるようになったから」

「できるようになるまで何度も練習することができたから」

といった回答になると思います。

あとは実践するだけです。

脳は問いかけたとおりに答えを考えます。脳にどのような問いかけをするかが、人生を決めるといっても過言ではないでしょう。ちょうど、飲食店に行って食べたいものをオーダーするような感じです。カレーライスをオーダーしたらカレーライスが来ます。パスタをオーダーしたらパスタが来ます。

「できない」をオーダーすると「できない理由」が来ます。

「できる」をオーダーすると「できる理由」が来ます。

うまくいくためには何があればいいか？　と問いかけると、

何があればいいのだろうか……

と〝ある〟という前提で考え始めます。

もし、うまくいかない理由は？　と問いかけると、うまくいかないことを考え始めます。

面白いのは、問いかけた時だけではなく、ずっと答えを見つけ出そうとするということです。お風呂に入っている時や、夢の中でヒントが浮かんだ、といった経験はないでしょうか。

このように、私たちの脳は問いかけに対して、潜在意識まで動員して四六時中働いているんですね。

こうなると、問いかけの質が決め手になるということがわかります。

優秀な人とそうでない人の差も、実はこの脳への問いかけにありそうです。

どうしたらもっと上達するか。

どうしたら目標に近づくか。

夢に近づくためには何をすべきか。

常にこのような肯定的な問いかけをしている人は、優秀な人といえます。

どうやったらサボれるか。

上司の眼を盗んで帰るにはどうしたらいいか。

なんて考えている人はなかなか結果を出せないでしょう。
ここでぜひ行っていただきたい問いかけをお伝えします。
なぜ、今日仕事（練習）に行くのか。
なぜ、目標を実現したいのか。
なぜ、今の仕事に就き（競技を始め）そのままやり続けているのか。
このような問いかけは、肯定的な答えを引き出してきます。
実現力を高めるためには、何が何でも脳を肯定的に保つこと。
そのために良質な問いかけで脳にオーダーしていきましょう！

Let's try it!

あなたはなぜ今日仕事にいくか。
なぜ、目標を実現したいのか。
なぜ、今の仕事に就きそのままやり続けているのか、自問自答しよう。

Golden Mental

27

大丈夫、義務感はいらない

あなたの能力は制御されてしまっている

「本当に申し訳ない気持ちでいっぱいです」

オリンピックなどで期待されながら不本意な結果になった日本の選手たちは、このような謝罪の言葉を口にすることが多いですね。

欧米の選手たちは、満足する結果ではなくてもこれまでのサポートに感謝の言葉を述べるのに対して、なぜ日本人は謝罪の言葉を口にしてしまうのでしょうか。

代表になった喜びもつかの間。

選手たちは「勝たなければいけない」「メダルを取らなければいけない」「負けないようにしなければいけない」といった義務感、プレッシャーとの戦いに身を置かなければならない状況になっているからです。

これでは能力発揮の妨げになるだけです。プラスの言葉を使うことを推奨しているわけですが、それは、プラスの言葉を使うとプラスイメージ・プラス感情・プラス思考になり、能力を発揮する状態をつくれるようになるからです。

しかし、「メダルを取らなければいけない」「負けないようにしなければいけない」などの言葉は一見してプラス言葉のようですが、逆にマイナスの影響を及ぼす言葉なのです。

実は言葉には使う上での原則があり、脳の機能を利用した言葉の原則を知らないと、いくらプラスの言葉を使っても意味がなくなり逆効果にさえなってしまいます。

まずは**「言葉の語尾に気をつける」**ことです。

同じ言葉でも語尾が異なれば、脳は全く異なった認識をします。冒頭の例で言えば「オリンピックでメダルを獲得する」という目標があれば、その目標を口にする時に「メダルを取らなければいけない」という言葉を使っていると、言った瞬間に脳にストレスがかかり楽しむことができなくなってしまいます。

そしてもう一つ、言葉が持つ力を奪ってしまう言葉があるのです。それが「勝ちたい」「メダルを取りたい」といった「〜したい」という言葉です。これは一種の諦めの感情も入っていますので、実現に向けた行動にはつながりにくい言葉なのです。

だから、**言葉を使う時には語尾を断定か現在進行形にします**。

「必ず勝つ」「メダルを取る」または「勝っている」「メダルを取っている」と口にし

た瞬間に脳はだまされてしまい、そのことを実現しようとするのです。

また、「負けないように」という否定形の言葉も使えません。

脳は否定形をイメージできないために、「負ける」という言葉をイメージし、イメージした通りに扁桃核が不快と判断をしてしまい、さらにマイナスの状態をつくってしまうからです。

ですから、「負けないように」ではなく「勝つ」、「緊張しないようにしよう」ではなく「落ち着く」という肯定系の言葉を使うことでプラス感情をつくっていくのです。

言葉の原則を知り、義務感やプレッシャーから解き放つ言葉を使って、脳をだましながら実現に向かって行動していきましょう！

Let's try it!

「～しなければ」という言葉はやめよう。語尾は断定か現在進行形にするという意識を。

Golden Mental

28

自分を表す言葉を書き出せ

君のアイデンティティはなんだ

高校野球の大会で期待された主砲がチャンスで全く打てず、結果試合に敗けてしまうということもありました。「お前なんなんだ！　お前の態度がチームの雰囲気を壊しているんだよ！」試合後のミーティングで監督が言い放ちます。

打てないのは仕方がありません。あくまで結果ですから。しかしこの選手の態度が良くない。三振したり、アウトになった後に下を向いたりバットを叩きつけるような動作をしたりといった表情や態度が目につきました。

後日メンタル講習で、この試合でのことを題材にしてみました。

まず「自分をどのように見ているのかということを考えるために『自分を表す言葉』を書いてみよう」と言って、できるだけ多く書き出してもらいました。

書き終わったところで、前述の中心選手の書いたものを発表してもらいました。

「男」「17歳」「○○高校の生徒」「○○高校野球部の部員」「身長が１８０cm」「体重が75kg」「足の大きさ27・5cm」「野球が好き」「乃木坂46の○○が好き」などと書い

ていました。

私たちは普段は意識していませんが、自分を表す言葉をいくつも持っています。例えば「父親である」「メンタルコーチである」「経営者である」「中小企業診断士である」「研修やセミナーの講師である」といった立場を表すものや「頭が薄い（笑）」「身長181cm」「熱い性格だ」といった特徴を表すものなど。このように、自分とは何者なのかということを表現したものを「identity（アイデンティティ）」と言います。

辞書によると、

・本人にまちがいないこと。また、身分証明。

などと書いてあります。自分である「証」ですね。何度失敗しても諦めることなく挑戦し続けたり逆境になっても前向きに立ち向かえるようになるためには〝使命感〟が必要になるわけですが、使命感を強くするには「自分をどのように見ているか」ということが鍵を握っているのです。

実は、人はアイデンティティのイメージ通りに行動します。

前述の選手でいえば「野球が好き」なので野球に関することには熱心です。もし、ここに「勉強が好き」とあれば、勉強に対して積極的に取り組むはずです。さらに

「自分はチームを牽引する選手だ」というアイデンティティがあれば、中心選手としての自覚を持ち、普段の生活態度や練習での態度も変わってきます。

仕事の中でも、目標達成までもう少しというところで諦めてしまうこともあるでしょう。そんなとき上司や同僚から「もっと粘れよ」「諦めずにがんばれよ」と言われたりします。そんなビジネスパーソンのアイデンティティはどうなっているでしょうか。おそらく「目標達成できない」「いつも怒られている」「粘ることができない」といったアイデンティティになってしまっているかもしれません。「私は〇〇である」という表現で自分を表現してみましょう。そして「私は仕事ができるビジネスパーソンである」「私は目標を達成する人である」といったポジティブなアイデンティティをつくってみましょう！

Let's try it!

「私は〇〇である」という表現で、ポジティブな面を列挙してみましょう。アイデンティティ通りに人は行動します。

無駄なストレスを消し去る

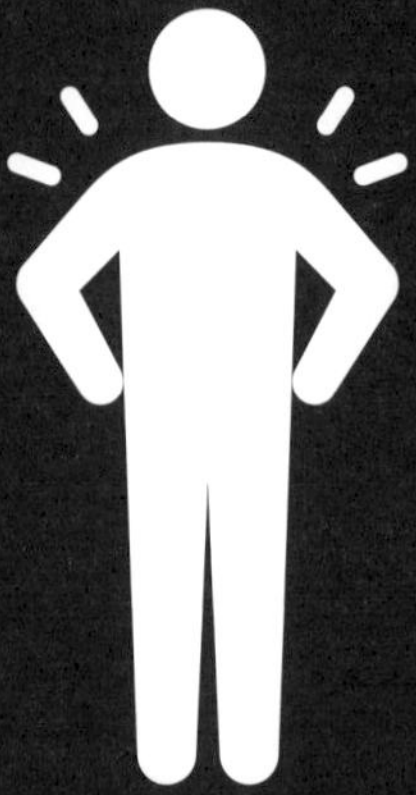

第7章

シンプルだけど重要なストレスに強くなる秘訣

Golden Mental

29

感動の涙を ドバーッと流せ

効果的なストレス対処法は「情動の涙」

世の中で活躍する人間には、共通の特徴があります。

ひと言で言い表すとしたら、「ストレスに強い」ということです。

飯山はストレスに弱い人間でした。だから30前半で十二指腸潰瘍になり、髪の毛もどんどん抜けていきました（笑）。でも、今ではストレスを感じにくくなっていますので、ストレスと上手に付き合えるようになったのかなと思います。

普段から私たちは様々なストレスを感じています。そして、このストレスによって心の病気になってしまう人も増えています。経済が発展し、豊かで便利になっているにもかかわらず、ストレスによって苦しんでいる人が増え続けているのが現状です。そして意外なことに、これまで優秀だった人が、突然心の病気になってしまうことがあるんです。優秀な人なのに、ストレスに弱くなってしまっているわけです。

このことを象徴するように、２０１５年12月から企業にストレスチェックが義務付けられました。このおかげでますますストレスが表面化してくることになりました。

私は、ストレス自体が悪いということではなく、ストレスが原因となって様々な心の病や身体の病気が引き起こされているというところに問題があると感じています。

例えば、会社に行けなくなる、不登校になってしまう、というように、ストレスに弱くなっている人が多くなっています。夢や目標をいくら描いても、日常の些細なことで悲観してしまったりイライラしてみたりして心が乱されてしまうことがあります。そして、それがストレスとして蓄積されていくと、燃え尽き症候群になったり、イライラが爆発したり、体調が変化したりしていきます。

ストレスに弱くなっている原因のひとつには、感動力が低くなっているということがあります。「感動」とは〝感じて心が動く〟ことです。感動すると涙が出てくることがあります。実は、この感動して泣く情動の涙がストレスに強くなる秘訣でもあるのです。「泣き虫」は弱い人間のイメージがあると思いますが、この感動したときの涙は別格です。感動したときに流す涙は、「情動の涙」と言いますが、実は、この**情動の涙には、ストレスを軽減するリラクゼーションの作用があるのです**。涙腺は、副交感神経のコントロール下にあり、感動の涙が交感神経から副交感神経へのスイッチの役割を果たし、緊張状態を緩めることができるんですね。交感神経が優位になって緊張状態になっている状態から、副交感神経が優位になってリラックスしている状態になる。

つまり、情動の涙はストレスに対抗する武器になるのです。

ただ、感動することが大切だと言われても、涙を流すような大きな感動を経験することはなかなか難しいかもしれません。だから自分で経験しなくてもいいと言っています。脳は感情を伴うと空想なのか現実なのか区別できないという特徴を利用すれば自分が経験しなくても感動力を高めることができます。

例えば、本を読んだり、映画を見たりして感動の涙を流すということです。日々様々なプレッシャーなどのストレスがかかってきます。感動体験を増やして、情動の涙を流し、常に降りかかってくるプレッシャーやストレスに強くなりましょう！

Let's try it!

感動体験を増やし、感動の涙を流そう。本を読む、映画を見るなど、自分が好きな方法でやってみよう。

Golden Mental

30

起きうるすべてにありがとう

「感謝」には自分への大きなメリットがある

野球のピッチャーが「あのエラーで調子が狂った」

営業パーソンが「上司が無能だから達成できなかった」

受験生が「先生の教え方が悪いから合格できなかった」

などと言う場面があります。

このように自分以外の人に責任を転嫁することを「他責」と言いますね。

逆に自分の責任だと考え、このことを自分の課題として捉えられることが「自責」です。自責の人であれば、

「味方のエラーで心を乱されたのは、自分のメンタルが弱いからだ」

「売上目標を達成できなかったのは、上司に任せっきりにした自分の能力のなさに問題がある」

「試験に合格できなかったのは、わからないところをそのままにしていた自分の至らなさだな」

というように考えます。

他責の人は、常に環境や状況のせいにして、監督や指導法、チームメイトなどに不満をもっています。

こんな思いがあれば、練習や仕事、勉強に肯定的な脳で取り組むことはできない。そして、いつも不平不満を口にし、否定的な脳になっているためにストレスが多くなります。

逆境の場面ではとても大きなストレスを感じます。

すると、扁桃核が不快と判断して、ワクワクする気持ちもなくなり、その場から逃げたくなります。でも、逆境の場面の大小はあれど、この逆境の克服方法を知っているのと知らないのとでは、その後大きな差になってしまいますね。

幸福ホルモン「エンドルフィン」は感謝から生まれる

「モルヒネ」という強烈な鎮痛作用のある薬をご存じでしょうか。激しい痛みなどを感じさせなくするもので医療の現場でも使われていますが、副作用があるのでよほどのことがないと使われないようです。実は、私たちの脳には、このモルヒネと同じように鎮痛作用のある脳内ホルモンがあるんです。それが、「エンドルフィン」です。エンドルフィンは、脳内麻薬と言われるくらい強い鎮痛効果を発揮します。

さらに、エンドルフィンには覚醒作用があり、注意力や集中力を高める効果がある一方、過剰に分泌すると麻薬のように幻覚や多幸感が現れることもあります。エンドルフィンが分泌される例としてはマラソンがあります。

ランナーズ・ハイという言葉を聞いたことがあると思いますが、あるときを境に、苦しいはずの身体が軽くなり気分も爽快になり、そしてやがて強烈な幸福感に包まれる。もし、このエンドルフィンを苦しい場面で利用することができたら、ランナーズ・ハイの状態になり、逆境でも肯定的に受けとめられ、その場面を楽しめるようになります。実は、この**エンドルフィンは、感謝することで分泌されることがわかっています**。

試合に負けた、試験に落ちた、ライバルに先を越されたといった状況になったときに、「負けて悔しくないのか！」「悔しさをバネにがんばろう！」こう言って叱咤するケースがあります。

ひと昔前は、「なにくそ」と反骨心を引き出すために、このような言葉を使っていました。ただ、反骨心や競争心だけでは、ある程度までいっても、壁や逆境に突き当たった時に燃え尽きやすくなってしまいます。

つまり、〝あきらめやすい〟ということです。プロで活躍する選手やオリンピック選手など一流のアスリートからは、よく「感謝します」という言葉が聞かれるようになりました。**感謝力を高めることが強さの秘密**だということがわかりますね。

私たちの脳は、感謝するとエンドルフィンというプラスのホルモンが分泌されるんですね。エンドルフィンは、ランナーズ・ハイの状態のように、大きなストレスを感じる逆境の場面でもプラス感情になれます。

では、この感謝力を高めるために必要なことは何かと言うと、やはり、感動力なのです。本を読んだり、映画を見たりして感動すること。このように感動を入力していき、感動力が高くなってくると、小さな事柄でも大きく感動できるようになっていきます。例えば、道端のコンクリートを突き破って出ている雑草を見て、自分もこの雑草のようにがんばろうと思えたり、力が湧いてくるようになります。

これは、当たり前に思える小さなことに対する感度が高まり、小さなことに大きく感動できるようになったからなのです。

こうなると、日常のあらゆることに感動し、感謝できるようになり、自己防衛本能を抑制して物事に挑戦できるようになるのです。

当たり前のことに「ありがとう」。そして苦しいときでも「ありがとう」でいきましょう！

Let's try it!

「ありがとう」と感謝する精神をもち、自らの幸福度を引き上げていこう。

今いる場所で結果を出せ

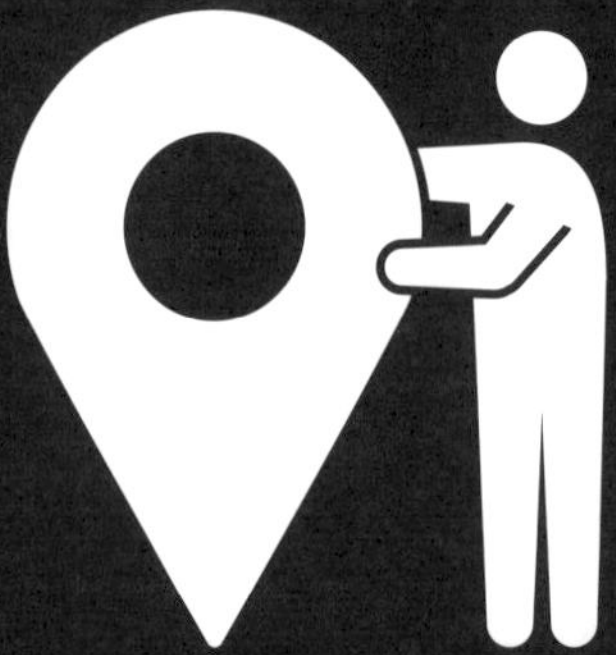

第8章

人のせい、環境のせい
ばかりでは成長できない
「他責」から脱却せよ

Golden Mental

31

どんな環境でも結果を出す人の秘密

人のせいにする成功者はいない

「こんな監督（コーチ）の下でやってられるか」と思う選手、アスリートもいます。そんなとき使う言葉が「あの人とは合わない」という言葉です。

そうして自分がうまくいかないことを指導者のせいにする選手、アスリートで成功する人はいません。

当然ながら指導者も同じように感じているはず。そうなると試合で使ってもらえなかったり、出場の機会を与えられないということになります。つまりチャンスを自分で逃していることになるのです。

仕事の現場でも、「苦手な人が上司になると仕事が面白くなくなる」「嫌だと思っていた取引先の担当になったのでやる気がなくなる」「行きたくない部署に異動になったとたんに会社を辞めたくなった」こんなふうに置かれた環境によって感情が左右される人がいます。

環境に適応できる能力が発揮されているのでしょう（笑）。

しかし、自分にとって都合が良い環境ではやる気になって、都合が悪い環境ではやる気が出ないというのでは困ります。

組織やチームの中で働くということは、自分の意思とは関係なしに配置転換や異動が行われるからです。

実は、なかなか成果を出せない人の特徴に、ピンチや逆境になるとある心の動きが起きているということがあるのです。

商談がうまくいかなかった。

試合に負けてしまった。

受験に失敗してしまった。

こんな状況になったときに、

「どうしてこんなことになったんだ」

「なんて自分はバカなんだ」

「もうどうしようもないくらい最悪の人間だ」

と自己を否定したり、

「こんなはずじゃない。○○さんのせいだ」

「これは何かの間違いだ。自分には関係ない」

「やってられない。もう関わりたくない」

と置かれた環境を否定する。

こうして今の自分や今の置かれた環境を拒絶してしまうことがあります。

諦めのバーンアウトを防げ

このように拒絶してしまうと、そのことから逃避して諦めのバーンアウト（脳の燃え尽き）が起きてしまい、自信を喪失したり他責にするようになります。

そして、同じような状況になると、このことがフラッシュバックされて、「あぁ、あのときと同じだ」と思い、やる気がなくなったり、行動できなかったりする。

これがトラウマとなります。

そして、これが強烈なダメージとして残るとＰＴＳＤ（心的外傷後ストレス障害）になったりします。

こんな諦めのサイクルからは抜け出さないといけません。

肯定への問いかけを行う

どんな環境でも成果を出せる人の特徴は、起きたことを肯定的に受け入れることができるということがあります。

「何に気づけと言うことなのだろう？」
「これには一体何の意味があるんだろう？」
「このことから何を学べと言っているのだろう？」
「自分のどこを成長しろと言っているのだろう？」

こういった問いかけをすることで、起きたことを受け入れやすくなります。

そうすると、「そうか！　そうすればいいんだ！」と挑戦しようという気持ちが働き行動に移します。だから成長するんですね。どんな環境になってもそれを受容して挑戦しようとする人。こんな人は成長でき、成果を出せる人になっていきます。

どんな環境の中でも能力を発揮して成果をあげる。

このような人は「人財」と呼ばれます。組織の財産となる人ですね。単なる歯車の一つとしての人材ではなく、組織に貢献できる人財になるために、どんな環境においても成果をあげられるようになっていきましょう!

Let's try it!

今置かれた状況に対して、肯定の問いかけを行うようにしよう。

Golden Mental

32

違う立場から見よ

環境肯定感を高める

「売上！　売上！　ばかりいうから会社に行くのがイヤになった」

「休みが少ないから疲れが取れない」

「あの上司の下ではいい仕事ができない」

「俺はがんばっている！　監督が見てくれていないんだ！」

このように置かれている環境に対して不満を持っている人がいます。

このような人は「環境肯定感」が低くなっているんですね。

環境肯定感とは、今の自分のいる環境（会社、仕事、職種、家庭など）が好きだと肯定的に感じられること。この環境肯定感が低いということは、今の自分の環境に不平や不満があると言い換えることができるでしょう。これでは夢や目標の実現は難しいですね。

環境肯定感の低い人にはある特徴があります。

それは、自分のことしか考えられないということです。

そのため、環境が少しでも悪くなると自己防衛本能が強く働き、自分を守るために他責の行動をとってしまうのです。

そこで、**環境肯定感の低い人はまず視野を広げることが重要になってくるのです。**

視野を広げる体験をせよ

私たちは自分の視野が狭くなると、物事のマイナス面ばかり見てしまうことがよくあります。

しかし、そのような状況になっても視野が広がる体験をするだけで、物事を肯定的に捉えることができるようになります。

例えば、日本に住んでいる時には、日本のよい所が全く見えていなかった人でも、海外旅行に行くと日本の良さを認識できるようになることがあります。

また、成長して家庭を持ち、子どもが生まれて初めて親の気持ちがわかったという体験もあります。

これらは視野が広がり、今と違う環境を見ることによって今まで当たり前と思っていたことが実は有り難いことだったと気づいたために起こるのです。

しかし、この視野を広げることは場所だけに限ったものではありません。

今の自分と違う立場の人や違う時代の人から自分を客観的に見ることで視野が広がる体験ができます。

例えば、上司や部下の立場から見てみる。また、お客様の立場に立ってみたり、監督が選手の立場に立ってみたり、相手チームの監督の立場に立ってみたりすることで、意外な発見をするかもしれません。

異業種の人の立場に立って見てみるのもいいでしょう。

相手の身になってみることが大切だ

以前、サポートしている高校の練習試合に顔を出した時でした。

「自分を神様だとでも思っているのか？　いちいち細かいんだよ。面倒くせーな」。

レギュラーチームではない部員同士が指導者のことを話しているようでした。

とっさに「おいおい、聞こえてるぞ（笑）」と言うと、バツが悪そうな表情で去っていきました。後日、メンタル講習の際に視野を広げるワークをやった時のことです。その中で、病気で野球をやりたくてもできないという友人の立場で考えた部員がいました。

その部員は「学童野球の頃からの友人ですが、本人は野球が好きで野球をやりたいと思ってチームに入っているけど、練習すらできない。そんな友人を見ていると、自分は野球ができて幸せだと思います」と発表してくれました。

そしてその発表の後、以前の練習試合で不満をこぼしていた部員を指名して発表してもらいました。

「えっと、本当は違うことを書いたんですけど、今の話を聞いて、野球ができる自分は幸せなんだということがわかりました」。発表を聞いて監督もうなずいていました。この部員は大会でベンチ入りはできなかったのですが、ムードメーカーとしての役割意識が芽生え、チームの勝利に貢献する存在となりました。

視野を広げるトレーニングで重要なことは、自分以外の立場に立って自分を客観的に見られるようにするということです。

自分の立ち位置を変えてみるということですね。そうすると、今まで見えていなかつたものを発見できたりしますよ！

Let's try it!

今までと違う環境にいったり、自分以外の立場になって自分を客観的に見るトレーニングをしてみよう。

Golden Mental

33

今の仕事で成果をつくれ！

その転職は「逃げ」ではないか考える

サッカー元日本代表の本田圭佑選手は、日本のサッカーを牽引した素晴らしいフットボーラーであることは誰もが認めていると思います。

ロシアW杯出場権を獲得した重要な試合で出番なく終わった本田選手が、若手の台頭を歓迎すると同時に「危機感を覚える。（自分が）必要なくなるんじゃないかってことも当然ながら言われる」と語っていました。

若手が育っていることは「次につながる」とポジティブに捉えてはいますが、悔しいことに変わりはないでしょう。ただ、「逆にこの危機感を与えてくれることに感謝している」とも述べています。逆境に立たされれば立たされるほど、燃えてくるのが一流のアスリートです。さらに、その逆境に感謝できる。これは超一流のアスリートです。置かれた環境を常にポジティブに捉えて、これまで成長し続けてきた本田選手はやっぱりロシアW杯で魅せてくれました。初戦のコロンビア戦は後半交代してから3分後にゴールをアシスト、そして第2戦のセネガル戦では後半交代6分後に、交代してピッチに入ってから短い時間でゴールを決めてみせました。

スポーツの世界では監督やコーチへの批判は論外です。そんな選手が大成することはありません。

これは会社など組織の中で仕事をしている人も同様です。いちいち不満を言っている暇はありません。与えられた役割をこなすことだけを考えます。監督、コーチをいかに喜ばせるか。社長、上司をいかに喜ばせるか。これを貫ける人はその組織、チームで活躍できる人になります。

また、メジャーリーグで活躍する日本人選手はまずは日本のプロ野球で最高の結果を出す。そしてメジャーへと渡っています。一部の例外を除いては皆このルートを辿っているわけです。メジャーリーガーとして活躍するためには、まずは日本でトップ選手になる必要があることをわかっているからです。

ここまでプロのアスリートの例を挙げてきましたが、言いたいことは〝**今の居場所で成果を出す**〟ということです。

よく起業や転職の相談を受けるのですが、その度に必ず話すことがあります。

それは「まず今の仕事で成果をつくりましょう」ということです。

これまでやってきたことですら成果を出せない人が、起業（転職）して、つまり新しいことで成果を出せるという保証はありません。

今の職場が嫌だからと逃げるようにして起業してもうまくいくことはないでしょう。また同じことを繰り返してしまいます。

また同様な気持ちで転職しても待遇は下がっていきますね。成果を挙げて転職するのであれば待遇は上がります。こうしていけばステップアップしていけますね。

ですからまずは、今の職場で求められていること、期待されていることで成果を出す。自ら目標を設定し、その目標を実現するという習慣をつくりましょう。

Let's try it!

今の仕事で自分が求められていることは何かを考え、そこで成果を出せるように行動しましょう。

「最初にやる人」が最強

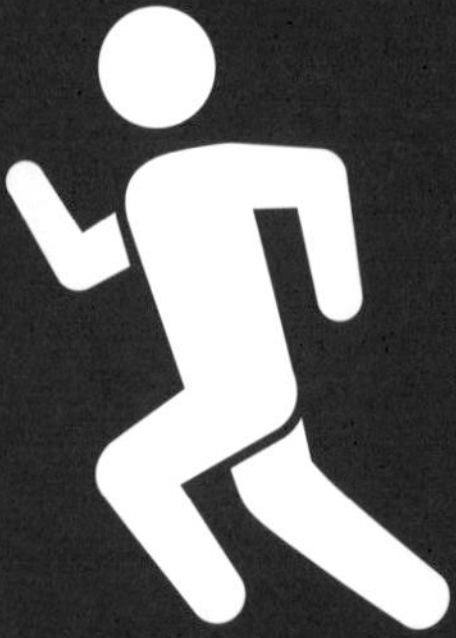

第9章

成功への架け橋はかかっている
渡るかどうかは君次第

Golden Mental

34

やったことがない
だからこそ
やってみる

「差別化」ではなく「独自化」せよ

ビジネス競争を勝ち抜くために、よく言われるのが、「差別化せよ」という言葉です。差別化することによって、他とは違うことを意識させることが目的です。

それで、どんな差別化を行うか、ということを考えたりします。確かに、差別化することは大事だと思いますが、**〝差別化〟といっている間は、所詮は競争の中に飲み込まれている状態です。**

そこで、差別化ではなく、〝独自化〟することを考えてみる。唯一の存在、「オンリーワン」になることです。では、どうやってオンリーワンになるかが問題です。

そのとき飯山がお勧めしているのは、**〝最初にやる〟**ということです。最初にやればすでにオンリーワンです。だから、私は「誰もやらないことは、私がやる」というキーワードを使っています。私事で恐縮ですが、このとおりに進めてきました。

北陸で最初の独立したプロコーチになりました。

北陸で最初に中小企業診断士のスキルとコーチングを融合させせコーチングスクール

を立ち上げました。

北陸で最初にSBTの認定コーチになりました。

北陸で最初のビジネス書のベストセラー作家になっています（だと思います）。

これで地域においては唯一の存在になったわけです。

そして、高校野球を始め、スポーツ界での実績とビジネス分野での実績をつくってきました。今では、コーチング、メンタルトレーニングというキーワードで見つけてもらいやすくなりました。よくこんな声を耳にすることがあります。

「これまではこうだったから」「こんなことはやったことがないから」

このような理由で「やらない」という決断をしてしまうんですね。

これは非常にもったいない。「これまでとは違うから」「やったことがないから」と思った時に、「だからこそ、やる」という選択をする。そうすると成長します。飯山もビジネスのコーチングとスポーツのコーチングの〝二刀流〟にチャレンジしました。これまで、ビジネスかスポーツか、それぞれのコーチングは存在していましたが、どちらもコーチングできて、しかも成果をあげている人はいませんでした。だからこそ、挑戦したんです。その時に大事にしていることは**「すべては〝やる〟という**

勇気を持つことから始まる」ということです。やってみなければ結果はわからないですから。やってみると、すべて経験になります。

望む結果が得られれば成功体験となりますし、仮にうまくいかなくてもすべては学びになります。飯山もこれがあるから、様々なことに挑戦できました。起業したこと、コーチングスクールを立ち上げたこと、高校野球のメンタルサポートを行うこと、出版すること。他にも、経営者の会の会長を引き受けたこと、高校のＰＴＡ会長を引き受けたこと、町会長を引き受けたことなど、たしかにプレッシャーも大きく、様々なことがありましたが、すべては学びの機会として捉えて突き進んできました。

うまくいかないこと、失敗することを恐れていると行動できなくなりますね。でもすべては学びの機会でしかありません。恐れずどんどん挑戦していきましょう！

Let's try it!

「誰もやらないことは、私がやる」の精神で、とことん挑戦していこう。

Golden Mental

35

継続という名の筋肉をつけよ

成功の正解は地道な一歩一歩しかない

大きな夢を持ち、夢を願望に変えてワクワクしながら取り組むことはとっても大事なことですね。

しかし、現実を見ると地味なことの繰り返し……こんなんで本当に夢や目標を実現できるのだろうか、と夢と現実とのギャップが大き過ぎると感じてしまうことがあるかもしれません。

でも、よく考えてみると、結局は地道な一歩一歩を繰り返すことでしか実現する道はありません。

山登りと同じですね。頂上までたどり着きたければ一歩ずつ歩みを進めていくしかありません。こう言うと「そんなもんヘリコプターでも使えばすぐに到達できるよ」と仰る方がいました。たしかにそうかもしれません。「頂上に立つことだけ」を目的としていればそれで良いと思います。あとはヘリコプターに相当するお金や道具を用意すればいいわけです。

しかし、登頂するとなると目的は違いますね。

自分の足で登って、登頂の過程での景色や空気感などを楽しむため、そして何と言っても苦しみを乗り越えて「登頂した」という達成感を味わうために登っているわけです。そのために一歩ずつ登って行くんですね。

同じように成功の階段も一歩ずつがいいですね。一気に飛び越えようとしてもつまずいて逆に痛い目を見ることもあります。

私の好きな言葉に、二宮尊徳《にのみやたかのり》の「積小為大《せきしょういだい》」という言葉があります。

「小さな努力の積み重ねが、やがて大きな収穫や発展に結びつく。小事を疎かにしていて、大事を為すことはできない」

という意味です。

ほんとうにそのとおりだと思います。

アスリートが新記録を樹立できるのは、毎日の練習やトレーニングがあるからです。甲子園でホームランを打てるのは毎日の素振りのおかげです。

継続の筋肉は裏切らない

「小さいことを積み重ねるのが、とんでもないところへ行くただひとつの道だと思っています」

これはイチロー選手の言葉です。すごく重みがありますね。

私はこの言葉が毎日メルマガやブログを書くモチベーションになっています。そしてもうすぐ5300本になります。イチロー選手の通算安打数を抜きました（笑）。

おかげさまで本の出版や原稿の依頼が後を絶ちません。一生涯で1冊の出版ができたらいいなと考えていたのが、現在本書を含め8冊（うち電子出版のみが1冊）の出版ができるようになりました。メルマガやブログも毎日1本の積み重ねです。

出版も同じように文字、文章を積み重ねる作業です。「継続は力なり」という言葉も使えるようになったかなと思っています。

さらに逆境になってもワクワクできる最強のメンタルをつくるのは、毎日のメンタルトレーニングの積み重ねでもあります。

このように毎日の積み重ねが大事なんですね。これさえできれば、どんなに大きな夢や目標も実現できます。

このことを〝見えない壺〟で話をさせていただくことがよくあります。

中身が見えない壺に水を入れていくと、どれだけ溜まったかはわかりませんが、いつか必ず一杯になって水が溢れ出てきます。この溢れ出たときが、実現した瞬間です。水を入れ続けることで、確実に一杯になるのです。

継続のシンプルなコツ

ここで、継続するコツを自分なりに考えてみました。

1. 継続することでどうなるのかを考える
2. それをやる時間、日、曜日などを決める
3. とりあえず100回（日）やってみる

こうやって習慣になればＯＫです。
継続するという筋肉がつきます。
必ず成功するコツがあるとしたら、おそらくこれでしょう。
「成功のコツはコツコツと」です！

Let's try it!

小さいことをコツコツと積み重ねて自分が想う成功を勝ちとろう。

おわりに　「よし、やってみるか！」と走り出そう

本書を最後までお読みいただきましてありがとうございます。

豊かであるはずの日本で、なぜか豊かさを感じられない人が増えているようです。夢を持てない、将来に希望が持てない、仕事はしたくない、自分が成功するとは思えない……。中学生や高校生でもこのように思っている学生が多い。これは一体どういうことなのでしょうか。

日本の学生は、米国や韓国、中国などと比較すると自己肯定感が低くなっているという調査結果もあるようです。この自己肯定感の低さが、先のような思考を生み出してしまう原因だとも言えます。

では、なぜ自己肯定感が低くなっているのでしょうか。私の持論ですが、子どもの時から「夢教育」を受けていないからだと思っています。夢に対する教育を受けていないのです。日本は「短期目標」と「努力」、そして「反省」の文化があるので、長

期的な視点、つまり夢やビジョンに関することを習わないで大人になっていきます。

さらには「ダメ教育」と私は揶揄していますが、「あれをしちゃダメ」「これをやっちゃダメ」とダメなことばかりを記憶させる教育をしていらっしゃる親御さんや学校の先生の存在です。これによって「やってはいけないことをやらないでおけば大丈夫だ」と、子どもが挑戦しようとする意欲をなくしてしまいます。

つまり〝やる気〟が失われていくわけです。「いまの若い人たちは心が弱い」と言われる人もいますが、脳のことがわかると、実は、心が弱いわけではなく過去の記憶が邪魔しているだけなのです。過去の「できない」というデータを記憶してしまっているためにマイナス思考になってしまっているのです。


本書では、この過去の記憶にとらわれることなく、プラス思考で「できる」という思考をつくるための技術をお伝えしました。あえて読み進める形式ではなく、1項目読み切り形式を採用しておりますので、都度自分の状態に合わせてお読みいただけると効果的かと思います。

私自身はどうだったのかと言うと、挫折の連続でした。

中学校の野球部で上級生からのいじめに合い、野球をやっている意味を見失いました。そのまま上級生になっても大した練習はせず、初戦負けが常連のチームでした。勉強もそこそこしかやらず成績も全体の中くらいをウロウロしていました。

公立の野球強豪校に推薦で入学するも、そこでも先輩とうまくいかず結局退部することに。その後、陸上部で再起を果たそうと円盤投げに転向。全国上位にランクされる記録をつくるも、大事なインターハイ予選で無念の3投ファールでインターハイには出場できませんでした。社会に出てからも、仕事のやり方に反発して左遷され、つまらない毎日を送っていました。

そんなときに、私を大きく変えてくれたのは子どもの存在です。息子が生まれ、こんな親父の姿は見せたくないと思ったのです。私自身は8歳のときに父親が失踪して以来40年会っていません。父親という存在がどんなものなのかはわかりませんが、子どもから自慢の父親だと思ってもらえることを決意したのです。子どもに夢をもってほしいと願い、まずは自分が夢に向かって進んでいる姿を見せようと思いました。おかげさまで息子も娘も社会人となりそれぞれの道でがんばっています。

最近、息子や娘から「仕事楽しそうだね」と言われたとき、子どもたちにそう見えていることに喜びを感じました。そして、ありがたいことに「飯山さんのようになりたい」と言って下さる方もいらっしゃいます。本当に嬉しい限りです。

すべては「こうなる！」と決めて行動してきた結果です。

本書を読んで「よし、やってみるか！」と行動を起こす方々が増えればこんなに嬉しいことはありません。夢のある、やる気に満ちた社会に貢献できれば幸いです。

本企画を私のところに持ってきて下さった大和書房の大野さんには、「この本を世に出したい」と情熱をもって、何度も企画の打ち合わせを行っていただきました。そして、関わる企業や学校、そしてアスリートの皆様のおかげで本書を書くことができています。本当にありがとうございます。

最後に、毎日気持ちよく仕事に送り出してくれ、帰宅時にはあたたかく迎え入れてくれる家族に感謝しています。ありがとう。

49回目の誕生日を迎えた朝、自宅にて

飯山晄朗（いいやま・じろう）

◎メンタルコーチ
◎銀座コーチングスクール認定プロフェッショナルコーチ。JADA（日本能力開発分析）協会認定SBTマスターコーチ。金沢大学非常勤講師。
◎富山県高岡市出身。石川県金沢市にオフィスを構え、全国で活動している。
◎メンタルコーチを務める髙木菜那選手が平昌五輪女子スピードスケートで日本女子史上初めて同一大会で2つの金メダルを獲得、競泳の小堀勇氣選手がリオデジャネイロ五輪800mフリーリレーで1964年東京五輪以来52年ぶりとなる銅メダル獲得、名門野球部を復活させ、24年ぶりの甲子園決勝へ導くなど、その実績は数えきれない。
◎主な著書に『いまどきの子のやる気に火をつけるメンタルトレーニング』（秀和システム）『こどものメンタルは4タイプ』『超メンタルアップ10秒習慣』（共に大和書房）などがある。
◎メールマガジン『メンタルアップトーク』毎日配信中

本作品は小社より二〇一八年一二月に刊行されました。

だいわ文庫

勝者《しょうしゃ》のゴールデンメンタル
「心《こころ》が強《つよ》くなる」35の習慣《しゅうかん》

著者 飯山晄《いいやまじ》朗《ろう》

二〇二一年四月一五日第一刷発行

発行者 佐藤靖
発行所 大和《だいわ》書房
東京都文京区関口一-三三-四 〒一一二-〇〇一四
電話 〇三-三二〇三-四五一一

フォーマットデザイン 鈴木成一デザイン室
本文デザイン 荒井雅美（トモエキコウ）
本文印刷 信毎書籍印刷
カバー印刷 山一印刷
製本 小泉製本

ISBN978-4-479-30864-5

http://www.daiwashobo.co.jp